か伝える
の知恵

丁 宗鐵
Tei Munetetsu

a pilot of wisdom

はじめに

人それぞれに考え方や好みが異なるように、一〇〇人いれば一〇〇通りの人生が存在します。

若くして成功を収める人もいれば、人生の後半にじわじわと追い上げながら花を咲かせる人もいるでしょう。

しかし、〝勝ち組〟〝負け組〟という言葉が横行する現代社会において、評価の対象となるのは目に見えて分かりやすい成功を収めた〝早咲き〟の人たちです。

若いころはなかなか成果の出せない〝遅咲き〟の人が、今の世の中で正当な評価を受けることは稀《まれ》です。なぜなら、このようなタイプの人は、今の社会構造の下において、花を咲かせる前の芽を出す段階で摘み取られてしまうことが多いからです。

私が東洋医学（漢方医学）に携わってから四五年以上になりますが、その臨床経験から「この人は早咲きだけど、このままだと人生の後半で健康を害して失速するな」とか「この人は今は不遇の時代を過ごしているけど、人生の後半に芽が出そうだ」ということが診療をしながら分かるようになってきました。

そういった私の予測の基《もと》になっているのは、漢方医学でいう「実証」「虚証」という人間の体質分けの考え方です（詳細は本書の中で述べます）。

人生の後半からじわじわとその力を発揮し始める大器晩成型の人は、若いころはなかなか目立つ活躍や目覚ましい業績を残すことが少ないかもしれません。でも、だからといってその人は〝ダメ人間〟かといえば決してそんなことはないのです。

若くして〝ダメ人間〟のレッテルを貼られてしまい、社会からドロップアウトしそうになる人は世の中にたくさんいます。ところが、その多くが「自分は遅咲きの人間だ」ということに気付いていていません。私はそんな人たちを見るたびに、早々に遅咲きの人を切り捨ててしまう今の社会の在り方に憤りを感じてきました。

本書を記したいちばんの理由は、そんな大器晩成型の人たちに〝自分の可能性〟に気付いてほしかったからなのです。

人生の後半に花を開かせるためには何が必要か、どのようにしたらいいのか。本書ではそれらを漢方医学の考え方をベースにしつつ、過去・現在の偉人たちの例なども交えながら解説していきます。

歴史を紐解《ひもと》けば、本文でも取り上げる葛飾北斎《かつしかほくさい》や伊能忠敬《いのうただたか》、ダーウィンやファーブルなど大器晩成型の人生を歩んだ有名人は少なくありません。

生き馬の目を抜くような変転目まぐるしい戦国乱世にも、このタイプの人生を歩んだ人物は意外なほどたくさんいます。あの徳川家康《とくがわいえやす》は五九歳で天下取りに動き出し、七四歳にして天下統一を成し遂げました。

五六歳で戦国大名となった北条早雲《ほうじょうそううん》はなんと八〇代半ばまで戦い続けたと言われています。さらに〝三本の矢〟でおなじみの毛利元就《もうりもとなり》も五〇～七〇代の人生の後半で中国地方を支配下に収めました。〝人生五〇年〟の時代としてはいずれも驚異的な大器晩成型の人生といえるでしょう。

本書で詳述しますが、実証、虚証という体質の違いによって、人生の後半に花を開かせるための生き方も異なってきます。

現在がうまくいっていないとしても、やり直しはいくらでもききます。今ダメなのはむしろ、未来に花を開かせるためのエネルギー充電期間ともいえるのです。

〝人生八〇年〟といわれる今の社会なら、やり方次第で人生の後半にひと花もふた花も咲かせることができます。

本書ではその理由、秘訣《ひけつ》をご紹介していきたいと思います。

目次

遅咲きタイプの人に有効な生活パターンを知る
東大生で伸びしろのある人は持粘力型
自分の子どもが虚証だったら、どう育てればいいのか？
本当の意味での個性を伸ばす教育
教育は生徒の能力の一割しか変えられない
チャンスは重心を低くして待つ
「瞬発力型」の人がもう一度花を咲かせるコツ

第三章　あの有名人はなぜ遅咲きなのか？

人生の後半に花を咲かせたファーブル、貝原益軒、葛飾北斎、コペルニクス
学者タイプは虚証の大器晩成型が多い
——ダーウィン、伊能忠敬、杉田玄白ほか
実証からギアチェンジして成功した人たち
——渡辺謙、イーストウッドほか

第五章 人生後半を楽に過ごすための養生術——149

第一章　人生後半にこそ、花を咲かせる方法がある

「努力すれば必ず報われる」のウソ

現代社会では誰よりも多くのものをつかみ、誰よりも大きく、誰よりも豊かになれた者が成功者とされます。

騙《だま》してでも他から多く取ってこれた者が勝つ。簡単に言えばそれが今の日本社会の在り方です。

この社会的価値観を登山にたとえるなら、何がなんでも頂上を目指し、誰よりも早くそこに到達することを〝よし〟とする価値観です。

しかし、山登りの魅力や楽しさは、なにも頂上に到達することだけではありません。風景を愛《め》で、そこに咲く花々や生き物たちと触れ合うという楽しさもあります。

もちろん、ここに挙げた以外の楽しみ方をしている人だっているでしょう。山登り一つを例にとっても、その価値観、楽しみ方は人それぞれ多様なのです。

このように価値観は百人百様なのに、それを十把《じっぱ》一絡《ひとから》げにして「一生懸命がんばれば誰よりも豊かになれますよ。それが成功というものですよ」と言っているのが今の社会です。

登山でいえば、「誰よりも高い山に登ることが成功です」と言っているようなものです。しかし世の中には「誰よりも早く、誰よりも高く」と思っていても、それができない人も少なからず存在します。

実際、そういう人はいくらがんばっても、次から次へと頂上を極めていくような登山はできないのです。

ところがこの社会ではそれが理解してもらえず、「努力が足りない」とか、「あいつは何をやってもダメ」とレッテルを貼られてしまうことになります。

実は、そのような人こそ、本書のテーマである「人生の後半から伸びて、花を咲かせる」ことのできる人である確率が高いのです。

そういう人は漢方医学で分類されるある体質を持っています。

体質というものは生き方に決定的な影響力を持っています。性格や努力云々《うんぬん》以前に、体質が人生を決める要素として大きく働いているのです。

もし、人生の半ばを過ぎても芽が出ず、まわりの評価も高くないという人がいれば、その人は漢方医学で言うところの虚証という体質を持っている可能性があります（虚証に関しては後で詳しく解説します）。そんな虚証体質の人に、「あなたは努力が足りない」と言って無理な作業をさせるのは、長距離の得意なマラソンランナーに対して「一〇〇メートル走をやれ」と言うようなものです。

本当に人を見る目のある指導者であれば、マラソンランナーに対して「一〇〇メートル走をやれ」とは言わないでしょう。

しかし残念なことに、今の日本社会の指導者や経営者は、どんどん頂上に登っていくことのできない体質の人にも「死んでも頂上に登れ」と言ってしまうのです。

何が自分に向いているかを知って、初めて本当の努力ができるのではないでしょうか。「努力すれば必ず報われる」という努力信仰にそそのかされて、自分の体質に合わない努力を重ねることほど人生の浪費はありません。

画一的な努力信仰が間違っているということを、もっと多くの人が気付くべきです。そうすれば無駄な努力はしなくてもすみ、より実りのある努力ができるようになります。

人間の欲は底無し沼のようなものです。だからお金のような物質に満足を求めても、満足することはありません。

私はお金だけが人生だとは思っていません。ですから五〇歳のころに「早く頂上に登ることが大事」というこの社会の支配的な価値観から脱出して、人生のギアを切り替えました。

人生は自分のやりたいことをやり、精神の充足を図ることで満たされていくものです。そういった価値観も認められるような社会こそが〝成熟した社会〟なのだと私は思います。

体質をつかめば、歳をとっても花を咲かせることができる

「早く頂上に登る」ことをよしとする画一的な成功信仰の現代、それについていけない人たちもいます。でも、本当はそれについていく必要はありません。

人生の後半から花を咲かせる遅咲きの人は、先ほども言ったように早く頂上に登ることのできない体質、虚証傾向である可能性が高い。そんな人が無理をすれば体を壊したり、生き方を大きく狂わせてしまうことになります。

そんな自分の体質を知り、それに応じた生き方をすることこそ必要なのですが、残念なことに今の社会ではそれがとても難しいのです。というのも、この社会自体が「早く頂上に登る」ことをよしとする価値観に支えられた構造を持っているからです。

そんな空気に抗《あらが》って、自分のペースでゆっくりやっていくのは、体質を含め自分をよく知っていないとできないことです。

虚証の人の多くは、「早く頂上に登る」という価値観についていけない体質傾向を持っていることが分からず、みんなと同じようにがんばらないといけないと思ってしまいます。そこで無理してがんばり続けても、生き方のリズムが乱れてしまうだけですから、その人は人生の後半に芽を出して花を咲かせるどころではなくなってしまうのです。

そこで本書では、人生の後半に伸びる遅咲きタイプが、本当の力を発揮する前につぶれてしまったり、体を壊してしまうことなく、自分なりの花をちゃんと咲かせるためにはどのような生活を送ればいいいか、どんな生き方をすればいいいか、といったことを中心にお話ししようと思います。

まず初めに、生き方を大きく左右する体質のことからみていきましょう。

あなたの人生を方向づける体質とは？

漢方医学はもともと中国から伝わった経験医学を独自に体系化した日本固有の医学で、望診《ぼうしん》（体格、顔色、舌の状態などの観察）、聞診《ぶんしん》（声、咳《せき》などからの診断）、問診《もんしん》（既往症、家族の病歴などを問う）、切診《せっしん》（患者の手や腹に触れての診断）の四診《ししん》をもとに生薬の処方をしたり、食養生の指導を行ったりします。

漢方医学では人の体質をバランスのとれた「中庸」、バランスの偏った「実証」と「虚証」の三つに大きく分けます。この三つの証は体力の充実度、体質や病気に対する抵抗力などを表すものです。

実証タイプは体力、気力がみなぎり、病気に対する抵抗力も強い。たとえば、風邪《かぜ》にかかって高熱が出ても、回復が早く、いつまでも寝つくことはありません。しかしその一方で体調の変化を感知するセンサーが鈍いため、「気付いたときには病気が悪化していた」ということにもなりがちです。結局死ぬまで、休み方を知らずに人生を終える人も少なくありません。

実証の対極にある虚証タイプは、体力、気力に乏しく、抵抗力も弱いので病気にもなりやすい。風邪をひいても、微熱が続いて、長々と寝ついてしまったりします。ただ、体調を感知するセンサーは鋭いので重病になることは少ないのです。

仕事をバリバリ精力的にこなし、若いうちに成功を収めるようなタイプは実証寄りの体質と言えるでしょうし、遅咲きのタイプは虚証傾向にあると言えます。

また、自律神経は交感神経と副交感神経に分けることができますが、虚証タイプは副交感神経の働きが優位な体質です。副交感神経は夜に働く神経で、疲れを癒やし、免疫力を整え、記憶を定着させ、ホルモン活動を担います。人間に深い癒やしをもたらしてくれるのがこの副交感神経です。

交感神経は言ってみれば昼間に働く神経です。食べ物を獲得する、仕事をする、戦うといった行為は交感神経によってなされます。漢方医学では、実証は総じてこの交感神経が優位な状態にあると考えています。

ここで大まかに実証、虚証の特徴をあげてみましょう。

実証の特徴は、

・体力に自信がある
・元気がある
・血行がいい
・筋肉質
・声が大きい
・顔の色つやがいい
・無理がきく
・食欲旺盛
・徹夜をしても平気

などが挙げられます。

一方の虚証は、

・体力がない

・体調不良を訴えがち
・肌がかさついている
・疲れやすい
・声は小さめ
・食が細い
・汗をかきにくい
・寒がりで低血圧
・感染症に弱い
・徹夜は無理

などの特徴があります。要は実証と虚証はまったく正反対の体質なのです。

そしてその実証と虚証の間に位置するのが「中庸」と呼ばれる概念です。この中庸がもっとも健康的な状態なのですが、「完璧な中庸」という人はほとんどいません。

健康体の人であっても実証寄りだったり、虚証寄りだったりするわけです。漢方医学では実証や虚証に偏っている人を健康体とは見なさず、「未病《みびょう》」として半分病気の状態であると定義しています。

未病を治すのが漢方医学

みなさんが普段、病院などで受ける医療は「西洋医学」がベースになっていますが、私が専門とする「漢方医学」は病気に対するアプローチが西洋医学とは根本的に異なります。

漢方の世界では「西洋医学は病気を治し、漢方医学は病人を治す」と言いますが、この言葉が何を意味しているのか。まずはそれをご説明したいと思います。

西洋医学は「病気を治療する」ことに主眼を置いているので、症状にのみターゲットを絞り治療を行います。つまり、同じ病気であれば、どんな人にも同じ治療が施されるわけです。

一方の漢方医学は病気よりもまず、「その人」自身の体質を診《み》ます。その人の体質に則《のっと》って治療を行うので、たとえ同じ症状であったとしても治療方法は人によって異なります。この違いが先述した「西洋医学は病気を治し、漢方医学は病人を治す」という言葉に表されているのです。

また、西洋医学は基本的に病気の症状が現れてから治療を行いますが、漢方医学でははっきりとした病状が現れていない状態、つまり前項で説明した「未病」の状態こそ治療すべきタイミングだと考えます。

今から約二〇〇〇年も前に記された漢方の原典には「上工（名医）は未病を治す」と書かれています。これは漢方医学がその発祥時から、未病の状態で治療を行うことの重要性を認識していたことを示しています。

病気を火事にたとえるなら、未病はボヤの状態です。火事になると大量の水が必要ですが、ボヤであれば少量の水で鎮火できます。すなわち余分な薬を使わず、病因を摘むのが漢方医学なのです。未病のうちに漢方薬などの治療を的確に始めれば、病気に進行することはありません。

実証、虚証はともに未病の状態にありますから、症状が現れていないからと安心してはいけません。

実証タイプは体力があるので寝食を忘れて仕事や勉強に集中し、一食くらい抜いても平気なため、無理な労働を重ねたり、不規則な生活に陥りがちです。日頃から「自分は健康体だ」と思っている人が多く、糖尿病や脂質異常症などの生活習慣病、ガンや脳卒中、心臓病など命に関わる病気にかかっても重症になるまで気付きません。

実証の傾向がある人は、疲れのセンサーが鈍いことを自覚して、自分の体力に自信過剰にならず、ブレーキをかける気持ちで生活することが大切です。

虚証タイプは先述したように体のセンサーが鋭く、すぐに体の異変に気付くため重症になるようなことはあまりありませんが、免疫機能が低いために体調を崩すことも多く、大したことのない病気を重ねることで体をさらに弱くしてしまう可能性があります。出やすい未病のサインは、消化不良、低血圧、貧血、頭痛、不眠、倦怠感《けんたいかん》、めまい、動悸《どうき》、肩凝りなどがあります。また、虚証タイプは自律神経の乱れが原因で胃や腸の病気を起こすことがあります。過敏性腸症候群などはその最たるものでしょう。

バランスのとれた健康体である中庸は、血圧が高すぎず低すぎず、ホルモンバランス、代謝機能も正常で、もっとも病気にかかりにくい状態にあります。

中庸に近づくためには、生活習慣を規則正しくし、暴飲暴食をせず、適度な運動を心がけるなどして、何よりも未病の段階で適切な処置を施していくことが大切なのです。

体質によって成功する年齢は大きく変わってくる

実証の人が瞬発力のある短距離ランナーだとすれば、虚証の人は持久力のある長距離ランナーと言えるでしょう。

実証の人は瞬発力があるので人生の第一ラウンドである一〇代から好スタートが切れます。しかし虚証の人はそうはいきません。

虚証の人は人生の前半、二〇〜三〇代でなかなかスピードを上げることができず、そこで自信を持ちにくくなってしまうのです。

ただ、虚証の人は持久力のある長距離ランナー型ですから、言い換えれば〝細く長く〟生きられます。

実証の人は派手な仕事を好む傾向にあり、地道にコツコツやるような仕事は好みません。反対に虚証の人はたとえ地味な仕事であっても、不平不満も言わずにこなします。確かに時間はかかるかもしれません。でも実は虚証の人にはその分、大きな仕事をやり遂げる力

図1　虚実診断　今の体の状態をチェックしてみましょう

虚証か実証かを正確に判定するには漢方医の診察が必要ですが、自分でもある程度の傾向はつかめます。当てはまる項目をチェックしてみましょう。また虚実は、体調や時間などその時々で変わっていくものなので、ずっと虚証・実証というわけではありません。

質問	実証	✓	どちらともいえない	虚証	✓
体型	筋肉質	□	□	やせ型 or 水太り	□
声の出方	大きい・力強い	□	□	小さい・弱い	□
顔の色つや	よい	□	□	青白い	□
食欲	旺盛で食事は早い	□	□	小食で食事は遅い	□
疲労	感じない	□	□	疲れやすい	□
体力	自信がある	□	□	自信がない	□
疲労回復	早い	□	□	遅い	□
栄養状態	良好	□	□	不良	□
抵抗力	あり	□	□	なし	□
脈/血圧	力強い/高め	□	□	細く弱々しい/低め	□
活動性	積極的	□	□	消極的	□
着衣状況	薄着	□	□	厚着	□
手足の冷え	なし・冷えに強い	□	□	あり・冷えに弱い	□
飲食	冷たいものを好む	□	□	温かいものを好む	□
生活	不規則で寝食を忘れることがある	□	□	極めて規則的	□
徹夜	翌日もほぼ平気	□	□	できない or 翌日寝込む	□

診断結果

実証か虚証にチェックした数が10個以上の場合は、その証の傾向にあります。さらに、12個以上の場合はその証に傾いた未病です。10個以下なら中庸の状態です（ただし他の証の要素もあるので必ずしも中庸とはいえません）。

が秘められているのです。

　では、虚証タイプが人生の後半から花を開かせるようにするにはどうすればいいのでしょうか。

　それにはまず、自分の体質をできるだけ早い段階で知ることが重要です。そうすれば虚証の人でも実証が評価される社会で無理をして健康を損なうこともなく、焦らずにマイペースでやっていくことができます。

　二七ページの診断表（図1）をもとに、自分が実証タイプなのか虚証タイプなのかを、まずはチェックしてみましょう。

　自分の体質を知ることで、生活の改善点が明らかになってきます。そうして自分の体質に合った生き方を早い段階から選択していくことが、結果として人生後半に花を咲かせることに繋《つな》がるのです。

負けが勝ちになる生き方

　〝勝ち組〟〝負け組〟などという言葉が世の中で言われだしてから随分たちますが、仮に今負け組だとしても、そこで人生を諦める必要はありません。

〝人生八〇年〟の今の日本社会は、健康な体さえあれば五〇歳を過ぎても十分にそこから巻き返すことが可能です。

人生の前半に負け組だった人が、後半にいかに巻き返して勝ち組になるか。私が本書を記した大きな理由もそこにあるのです。

サラリーマンであれば、将来自分がどの辺りまで出世できるのか、四〇代でだいたい見えてきます。

同期の連中はどんどん出世しているのに、自分だけ取り残されていると敗北感を感じている人もいるでしょう。無理のきかない虚証の人には、そういう方が多いかもしれません。

確かに四〇代で人生の先が見えてしまうのは寂しいことでしょう。でも先が見えるからこそ、やり直す方法を考えていくことができます。

マイナスの未来が見えるのであれば、それがプラスになるように生き方を変えていく。人生の先が見えるということは決して悪いことではありません。

四〇代でやり直しができなかったら五〇代で、五〇代でやり直しが無理だったら六〇代

図2　体質に合った人生（生きざまが体質を示す）

実証	虚証
時差・不規則な生活OK	時間通り
瞬発力	持続力
短距離	マラソン
若手のホープ	人間国宝
達成感を楽しむ	風景を楽しむ

でやり直せばいいのです。

何度も言いますが虚証タイプの人は、瞬発力を競うような競技からは早めにリタイアするほうが賢明です。

自分が競うべき競技を理解し、自分に合った種目を探していく（図2）。それを始めるのは早ければ早いほどいいでしょう。

「四十にして惑わず」という孔子の言葉から、四〇歳は〝不惑〟とも言われています。でもこれは孔子が生きていた時代の格言であり、私は現代社会では四〇歳でも大いに惑っていいと思います。その先の長い人生のことを四〇代、五〇代でじっくりと考え、対処していけばいいのです。

何が勝ちで、何が負けなのか。世間の常識や概念に囚《とら》われず、自分なりの尺度を持って生きることが大切です。

その競技で勝てなくても、それはあなたの実力がないのではなく、種目が合っていないだけかもしれません。人と同じ土俵で競争をしないで、あなたが勝負できる場所を探す。それが大切だと思います。

ダメな人生と見切るにはまだ早い

若い時からバリバリと働き、業績を上げながらどんどん出世していく人は間違いなく実証タイプです。

片や虚証タイプの人はスタートダッシュの得意なタイプではありませんし、徹夜を厭《いと》わずに寝る間も惜しんで働いたりすると体を壊してしまいます。

しかし、日本の社会システムでは地道に仕事をこなす虚証タイプが評価されることは少なく、目標に向かってがむしゃらに進み、早く結果を出すことのできる実証タイプが高く評価されます。要は社会が「実証型」の構造になってしまっているのです。

日本の社会システムが実証型になってしまったのは欧米の文化、考え方が大きく影響しています。そもそも、西洋医学には漢方でいう〝実証〟の概念がありません。実証を健康な状態であると考えているので、体力のない虚証だけが病気として取り上げられてしまうのです。

かつての日本では虚証、実証という言葉は知らなくとも、社会通念としてその体質の違いが理解されていました。

しかし欧米の文化が流入してきたことによって、日本人も実証が普通の状態で、虚証は少し病気がちな状態と見なされるようになってしまったのです。

このような実証型の社会においては、体質が虚証や虚証寄りの人は途中で息切れしやすくなります。

虚証タイプは瞬発力がないので、若いころには目立つような活躍はできません。「徹夜してでも業績を上げろ」と言われても、虚証タイプは体がついていかず、最悪の場合、体を壊したり、心を病んだりすることもあります。

まわりからは〝ダメ人間〟の烙印《らくいん》を押され、「自分は仕事ができないんだ」と思い込んでしまい、人生を半ば諦めたように生きている人も少なくありません。

虚証の人が人生に挫折してしまうのは、先述したようにこの社会が「実証型」の構造になっているからです。もっと違う視点から見てみれば、細く長く生きることのできる虚証の人が生きる道はいくらでも見つけることができます。

地道にコツコツと積み上げていかなければ成就しないような仕事は、この世の中にいくらでもあります。

熟練の技を要する職人仕事などはその典型ですし、医者で言えば内科医や研究者です。会社であれば企画室でアイデアを考えたり、数字とにらめっこしなければならない経理などの事務職も虚証には適職です。

逆に実証傾向の人は、営業などの瞬発力が要求される仕事や締切があってスピードを求められる仕事に向いています。たとえば国際線のパイロットや客室乗務員、税理士、新聞・雑誌の記者、医者で言えば外科医や救急医です。

ですから虚証タイプが、成果主義でバリバリと働かなければならない営業職に就いてうまくいくかといえば、答えは推して知るべしです。もちろん、その人の性格によっては営業の仕事でも虚証の特性を活《い》かしたやり方もあるでしょうから、いちがいに営業の仕事すべてが虚証の人に合わないというわけではありません。

仮に営業職で思うような成果が上げられなかったとしても、決してそれはその人が人間としてダメなわけではなく、ただ単にその職業がその人に向いていなかっただけのことです。

もし四〇代まで鳴かず飛ばずの人生だとしても、諦めるには早すぎます。自分を活かすことのできる道を見つければ、誰でも豊かな人生が送れるのです。

華々しい仕事や給料のいい仕事など、世の中には若者に人気の職業がたくさんありますが、虚証の人は上辺だけで判断することなく、体質に合った仕事を選ぶべきでしょう。

高校や大学では、体質に合った仕事を選ぶような教育はなされていません。ですから虚証の人は、自分の身は自分で守る必要があります。

虚証タイプは、企業イメージや給料に振り回されることなく、地味であっても長く勤められそうな仕事を選ぶべきです。そしてそこで、いい上司、いい仲間を見つけることが充実したいい生き方に繋がるのです。

敗者が復活できる社会システムを

結果至上主義の影響でしょうか、今の社会では一度失敗したら〝ダメ人間〟の烙印を押されてしまい、そこから再び立ち上がることも、やり直すことも許されないような風潮があります。

たとえば身長の低い人が、バスケットボールに挑戦して結果が出なかったとします。その人は〝ダメ人間〟でしょうか？

バスケットボールでダメだったからといって、その人が〝ダメ人間〟なわけがありません。選んだ種目がその人に向いていなかっただけで、身体能力に合った他のスポーツでは活躍できる可能性は大いにあるのです。

仕事でも、〝自分の好きな仕事〟を見つけることは大切ですが、それ以上に〝自分に合った仕事〟を見つける力を養うことが重要です。

それらは本来、学校教育の中で子どもたちになるべくいろいろな体験をさせることで教えたり、気付かせたりしていくべきものですが、今の教育ではその点がとても疎《おろそ》かになっています。

「努力すれば何とかなる」「がんばれ、がんばれ」だけの教育では、結果の出なかった人たちのフォローはできません。

社会全体を見ても、すべての人が〝いい結果〟を出すことなどあり得ません。実際に結果を出せるのはほんのひと握りの人たちです。

多くの人は結果が出なかったり、芽が出なくて落ち込んでいるのに、やみくもに「がんばれ、がんばれ」と発破《はっぱ》をかけても、結局は本人の挫折感、劣等感を深めることになりかねません。

〝自分には何が合っているのか〟、それを見定める力を養うことで人生のやり直しがきくようになります。「人生の敗者復活戦」は本人の考え方次第で、幾度でも挑戦できるのです。

一度ダメだったとしても、違う分野で再チャレンジすることはいくらでもできる。それを忘れてはいけません。

そういった意味でも、漢方医学における虚証、実証といった自分の体質を知っておくことはとても大切です。

本書を読んで、自分が虚証だと気付いたらコツコツと地道に続けられるような仕事を選べばいいと思います。

アメリカは日本よりも敗者復活の土壌がしっかりしています。

アメリカの大学の卒業式に参加するとその年齢の幅の広さに驚きます。二〇代の若者もいれば、頭の薄くなった中年層の人たちもいる。

中年になってから大学に通い直す人たちは、社会で一度失敗をした人たちや、あるいはそれまでの人生が自分に合っていなかったと気付いた人たちでしょう。

いくつになってもやり直しはきく。アメリカのように大学の卒業式におじさん、おばさんがいるような社会こそ、成熟した社会といえるのではないでしょうか。

これからの日本は〝持粘力〟のある人たちが変えていく

かつて、日本の経済が右肩上がりだった高度成長期は、組織を大きくしていく力のある人が〝できるサラリーマン〟として評価されていました。

営業力があったり、プレゼン力があったり、とにかく何をやらせてもバリバリとこなし、徹夜だって厭わない。そんな実証タイプの人間が社会で必要とされていました。

もちろん、今日でも実証タイプの人間が評価される風潮は変わりません。しかし、これからの時代に必要とされるのはかつて持てはやされた実証タイプのサラリーマンではなく、もっと違ったタイプの人間だと私は思います。

日本は今、長引く不況と経済の低迷の中で喘《あえ》いでいます。求められているのは、高度成長期のように組織を大きくしていくことではなく、いかに組織を存続させるかということです。

これからの時代は組織を成長させる力より、組織を維持させる力が求められます。その組織を維持させる力を持った人こそ、今まであまり評価されることのなかった〝持粘力《じねんりょく》〟を持った人たちなのです。

〝持粘力〟とは持続力と粘着力をかけた私の造語です。バリバリと仕事をする人は実証タイプですが、この持粘力を持つのは虚証タイプの人たちです。

一見病弱に見えたり、頼りなさそうに見えたりする虚証タイプですが、実は持久力に優れているので、長期的な仕事に取り組ませればその底力を発揮します。

一昔前までは見向きもされなかった組織を維持する力は、本当は素晴らしい力です。それは大黒柱のように目立つ存在ではありませんが、地震に強い建物に必須の梁《はり》のようなものです。

一〇を一〇に保つ、組織を保つということはとても価値のあることですから、今こそ、そんな〝持粘力〟のある人が求められているのだと提案したいのです。

人生の前半で躓《つまず》いた人や、業績がなかなか上がらず会社の中でも鳴かず飛ばずといったような人が、人生の後半からすごい力を発揮することは、それほど珍しいことではありません。そしてそういう人たちが、これからの時代、日本にとって必要な人材なのです。

日本が切り捨てた人材がアジア経済を盛り上げる

今、台湾や中国、韓国の半導体やＬＣＤ（液晶ディスプレイ）産業が急成長を遂げていますが、その成長の裏には日本の企業をリストラされた技術者を積極的に招き入れているという現状があります。そうした人たちを雇うことで、そのノウハウを吸収してきたのです。この事実は裏を返せば、日本企業が東アジア諸国においしいところを持っていかれてしまっているということです。

本来であれば、知識も技術も十分に蓄え、これから会社にもっとも貢献できる世代の人たちを、日本企業は〝効率化〟〝経営のスリム化〟などと言って手離してしまいました。旬の人材を放り出したツケが今、徐々に現れてきているように思えて仕方ありません。

本当はそういった旬の人材を日本企業は無理をしてでも抱えているべきではなかったのか。経営者たちは目先の利益に囚われて長期的な視点を持てず、先を読みきれていなかったのではないか。そう思うのです。

大きな業績を残せなかった社員をリストラ対象にするのは簡単なことです。

ただ、そうやって上辺だけで判断すると、手痛いしっぺ返しを食らうことになります。組織としては早めに結果を出せる人間、瞬発力のある人間を重宝するのでしょうが、その考え方のままでは、組織が生き残っていくことは難しいでしょう。

これからの時代は、今まで必要とされていた瞬発力のある人間ではなく、〝持粘力〟のある人間が求められます。

経営者や人事担当者は、今までの評価基準を見直し、社員を見る目を変えていく思考の転換が必要なのです。

また、これからの時代は虚証の人を支えてくれるシステムがどんどんと構築されていくことでしょう。それは〝IT化〟によって成し遂げられるのです。

科学技術の発展により、日本のみならず世界的にもIT化が進んでいます。このIT化が虚証の人を支えてくれるようになると私は考えています。

虚証の人には肉体労働や長時間労働は不向きです。しかしITを活用すれば、その利便性によって少なくとも労働時間を省くことができ、虚証の人でも実証の人と渡り合っていくことができる。虚証の人はＩＴ化によって一つの〝武器〟を手に入れたのです。

ＩＴ化が進めば、このように社会はどんどん虚証の人に有利になっていきます。考えてみれば、文明の発達そのものが虚証の人に有利に働いているのかもしれません。体力勝負の狩猟時代は実証の人に有利でしたが、文明が発達するにつれ、虚証の人でも十分に社会の中核を担えるようになりました。さらに経験を蓄積した高齢者になれば、若者にはない知識とそこから導き出される判断力でますます貴重な人材として扱われるようになるでしょう。

たとえばブラックホールの研究で有名な理論物理学者のスティーブン・ホーキング博士はそんな時代状況を象徴している存在といえるかもしれません。一〇〇年前であれば彼のような天才でも埋もれて世に出るのは難しかったでしょう。

日本はＩＴ化によって今、大きな転換点を迎えています。そんな中でもっとも重要なのは、行き過ぎた「実証型」の社会を見直し、日本人の価値観を変えていくことです。

価値観が変われば、今まで評価されてこなかった人たちの重要性にも改めて気付けるでしょう。このような価値観の転換が起こり、日本自体がもう一度別の形で成熟していけば、日本も、そこに生きる人々ももうひと花咲かせることができるのです。

理想の組織・集団をつくる秘訣

蟻《あり》の集団は〝よく働く蟻〟と〝普通に働く蟻〟〝あまり働かない蟻〟に分けられ、その比率は〝2：6：2〟であると言われています。

おもしろいことに、あまり働かない蟻だけを集めて一つの集団にすると、そこからまたよく働く蟻と普通に働く蟻、あまり働かない蟻に分かれ、しかもその比率が2：6：2になるのです。

私が長年携わってきた漢方医学にも、この〝2：6：2〟の法則が当てはまる部分があります。

それは企業などの組織の均衡がとれた状態、つまり組織の和は〝2：6：2〟の状態でこそ保たれるというものです。そしてこの比率はほかでもない、〝実証：中庸：虚証〟の割合を示しています。

〝実証：中庸：虚証〟の〝2：6：2〟の比率を分かりやすくいえば、最前線で活躍し徹夜もできる人が2、九時〜五時の定時で帰る人が2、その他の中間の社員が6、ということであり、このバランスが組織の調和をもたらしてくれます（図3）。

しかしながら欧米の市場主義的システムがグローバルスタンダード化してしまっている今日では、「社員は実証型だけいればいい」という偏った組織論が支配的になっています。

虚証の2どころか、中庸の6ですらはじき出され、正社員は実証の2だけでいいというわけです。虚証の2は採用すらされず、6の中庸は契約社員扱い。〝ブラック企業〟と呼ばれる会社が増え、日本の労働環境の歪《ゆが》みが大きくなってしまったのは、そんな偏った考え方が主流になってしまったからでもあるのです。

実証型の社会は一見すると合理的に見えますが、実際は非合理的です。たとえば、軍隊にしても、最前線で戦う部隊だけでは戦闘を続けることはできません。

最前線の部隊が戦い続けるためには、それをバックアップする後方支援部隊が必要です。同様に他の組織でも、後方支援部隊に相当する人たちがいないと集団は効率的に機能しないのです。

図3　会社組織における実証、中庸、虚証の理想的な割合は2:6:2

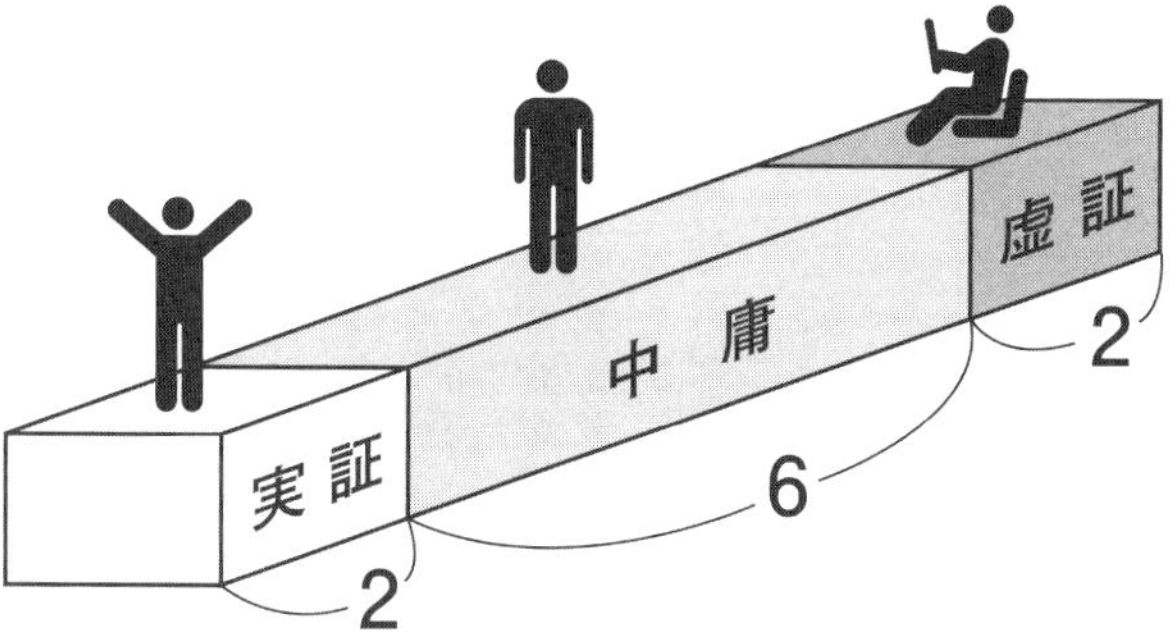

実証型の組織論がグローバルスタンダード化しているのは事実ですが、欧米でも古くから続いている名門企業などでは〝2：6：2〟の比率がしっかりと守られています。

海外のとある医療系の名門企業を訪ねたことがあるのですが、そこの社員に話を聞くと「うちの会社は優先的に縁故採用している」と堂々と言うのです。

日本では〝縁故採用〟などというと、何か裏取引があるような感じがしてあまりいい意味にとられることはありませんが、その会社では縁故採用された社員も「私は祖父の代から三代にわたってこの会社に勤めています」と、とてもプライドを持って働いていました。

このように縁故採用でとった人材には、中庸や虚証タイプが多く含まれます。それによって社員のタイプは〝2：6：2〟の理想的な構成になるのです。

一方、実証型のベンチャー企業などは常に最前線で働いてくれる人材を求めますから、縁故採用などあまりしたがりません。

しかし長く続く名門企業は実証タイプばかりを集めるのではなく、縁故採用するなどしながら、組織の歴史、企業文化を重んじる経営を行っています。そのようなバランス感覚があるからこそ、名門企業は長く続いているといえるのです。

年齢差別がある社会の損失

実証向けにつくられた今の社会は、実は虚証だけでなく、実証にも生きにくい一面があります。

実証の人の中には一〇代半ばで早々と人生のピークを迎える人もいます。しかし日本はすべて一律の教育システムで、アメリカのような〝飛び級〟がほとんど認められていません。どんなに秀でていたとしても、年齢によって線引きされてしまうのです。

つまり、日本の教育は若き才能の芽を摘んでしまっているわけです。これは本当にもったいないことだと思います。

小学生のころから並外れた学習能力を発揮する人がいます。このような非常に早熟な人には、飛び級によってその人にふさわしい教育を受けさせてあげるべきです。そうすればまわりの同年代の人たちよりも一足早く社会に出ることができ、日本の国益にも繋がるでしょう。

日本は若い才能の発掘にもっと真剣に取り組まなければいけないのに、教育界が硬直化しているためにそれができないわけです。

社会では毎日、激しい競争が繰り広げられています。しかし、教育界は旧態依然とした結果平等主義のままです。市場主義の経済社会において、結果の平等なんてあり得ません。与えるのは〝機会の平等〟だけでいいのです。

年齢による差別というとほとんどの人が企業の〝定年制〟を思い浮かべるでしょうが、このように若い世代も実は年齢による差別、言ってみれば高齢者とは対極の〝逆差別〟を受けているのです。

飛び級を認めているアメリカには当然定年制もなく、七〇歳になっても働いている人がたくさんいます。しかし、定年がない代わりに、ベテランだからといって優遇されることはなく、若い人たちと同等の働きが求められます。日本もこのように年齢に関係なく〝機会の平等〟を国民に与えるべきなのです。

知的な才能は平等ではない

スポーツでは、ずば抜けた才能を発揮する人に対して「天性のものだ」と言うことがあります。しかし、こと学業が優秀な人に対しては「天性のものだ」と言うことはあまりなく、「努力しているから」という評価が与えられます。

学校では、「誰でもがんばれば成績は伸びる」「〝知能〟という潜在能力があるのだからがんばれ」と教えられます。

運動に天性があるのであれば、勉強にも天性があるはずです。しかし今の社会は〝知能社会〟というのでしょうか、〝知能〟は誰もが平等に持っているものであって、それを伸ばすのは本人の努力次第といったようなところがあります。

私は知能もスポーツ同様に、天性がものを言う世界だと思っています。たとえば、語学の才能のある人は二カ国語だけでなく、数カ国語を苦もなくマスターしてしまいます。後に将棋の名人になるような人は小学生にして経験豊富な大人を簡単に負かしたりします。このように他の人が到底真似《まね》のできないことを成し遂げる人がいます。これは知能にも天性があることを物語っています。

人によって運動能力にバラツキがあるように、知的な能力にも優劣、向き不向きといったものがあります。

知識に高い価値を置いているこの社会においては、がんばって勉強すれば誰でも上にいけるという物語がつくられています。だから知的な才能はみなに平等にあるのだということにしておかないと、この社会もそこにおける教育も根幹が揺らぐことになってしまいます。つまり、「知的能力は不平等である」と言ってしまうのは、タブーなのです。

しかし、現実には努力してもあまり報われないということはいくらでもあるわけです。ですから、本来は才能の向き不向きを見極め、自分に合ったものを努力していくことが大事なのです。

人々に与えられたあらゆる能力は不平等であり、その不平等の中で私たちは生きています。チャンスを平等に与えることはとても大切なことですが、結果は不平等にならざるをえません。私たちはそれを受け入れて生きるしかないのです。

消去法から人生をつくりだす

経済学には〝収穫逓減《しゅうかくていげん》〟という用語があります。これは一定の土地から得られる収穫量は、資本や労働力を投入すればある時点までは増加するものの、その投入量には限界があり、限界点を過ぎると収穫量が落ちていくという法則を表した言葉です。

私は人間の能力にも、この収穫逓減が応用できると考えています。日本では「努力すれば成績が伸びる」「がんばれば記録が伸びる」と教えられて子どもたちは育ちます。

確かに、はじめのうちは成果が努力に比例して伸びていくことでしょう。しかし、ある一定の水準を超えた後は、必ずしも努力の量に比例して成績や記録が伸びるとは限らないのです（図4）。

それまでの二倍努力したとしても、成績の伸びが一・五倍だったということもあるでし

図4　収穫逓減のイメージ図

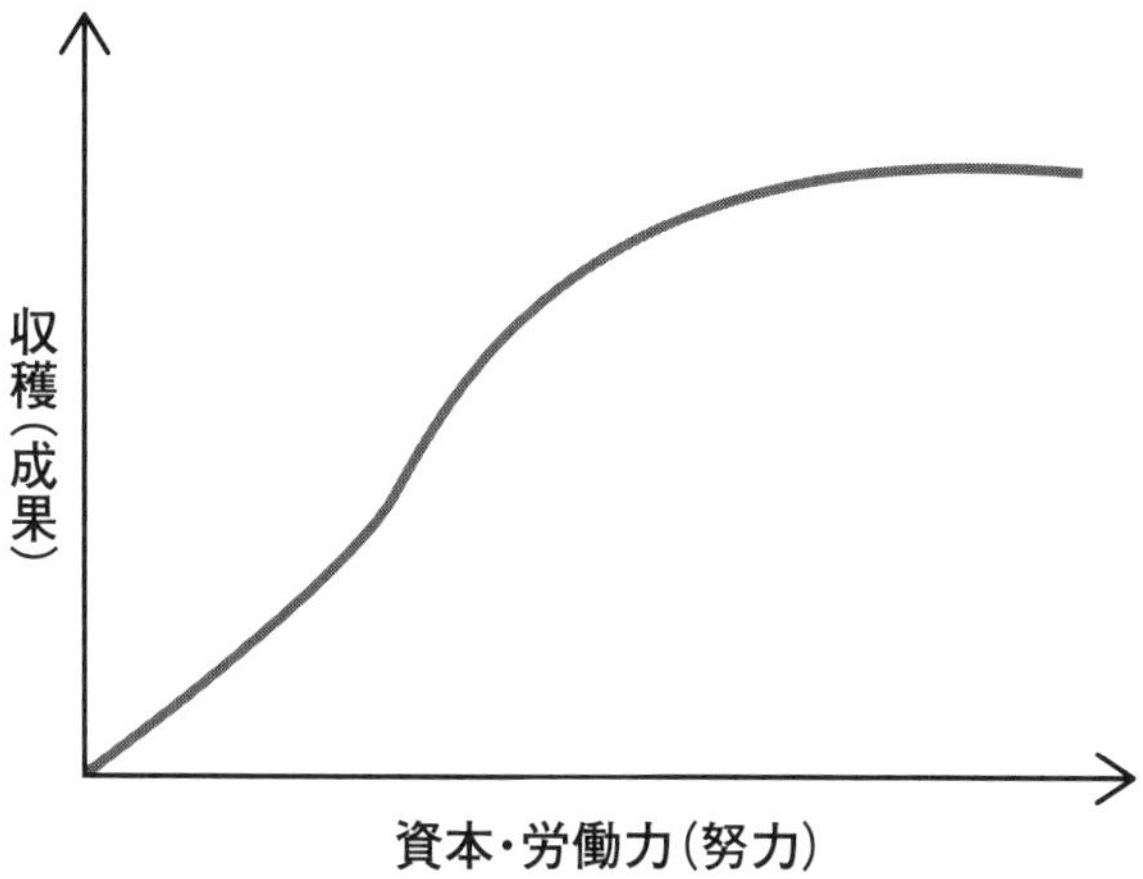

ょう。三倍努力しても伸びが一・五倍に届かないことだってあり得ます。

それなのに日本の教育では二倍の努力で二倍伸びないと「お前の努力が足りないからだ」と言われてしまいます。

永遠に伸び続けるものなどこの世にはなく、必ず頭打ちになるのは自然界の法則です。日本の教育は自然界の法則に反した教育を、相変わらず根強く残っている〝努力信仰〟を振りかざしながら続けているだけなのです。

大した努力をしていない人に対してなら、発破をかける意味で「キミは努力が足りない」と言うのはいいでしょう。

しかし十分に努力している人に対して、それに見合う成果が得られなかったからといって「努力が足りない」と言うのは、その人を追い詰めるだけです。日本にはそうやって追い詰められて心を病んでしまった若者たちがたくさんいます。

十分に努力したのに報われなかったのであれば、その分野はその人に合っていなかったということです。上の立場の人たちは、報われない人に対して「その分野はあなたには向かないよ」と教えてあげればいいのです。

努力しても報われない分野があることに、いかにして気付くか、見つけ出すか。やりたい分野だけを探すのではなく、そうやって消去法で進む先を探っていくという人生観も時には必要です。

小学生のころから子どもたちに消去法の指導をすれば、自分に向いていない分野に気付くことができます。そういった教育を施すことによって、無駄な努力もしなくてすみますし、不要な苦しみからも解放されます。

実証タイプは持ち前のパワーでいろんなことに挑戦し、そこから自分に合ったものを見つけていきます。

しかし、体力がなく、行動力に乏しい虚証タイプは、消去法で自分に合うものを探していくほうが体質に合っているのです。

虚証タイプは実証タイプのように、「自分の進むべき道はこれだ！」と早くから決めなくていいと思います。大切なのは未分化なものをできるだけ長く持ち続けることです。決定を先延ばしするために大学院まで進むという選択があってもいいでしょう。

そうやって消去法による選択をできる限り続けながら、自分の適性を見定め、やりたいこと、やるべきことを見つけていけばいいのです。

移民国家アメリカが経済覇権を握っている本当の理由

日本人には、〝和〟を重んじる文化があります。〝出る杭《くい》は打たれる〟という言葉からも分かるように、平等というものに価値観を置いている傾向があります。

しかし、多くの移民が流入してくる欧米諸国には、平等という価値観に重きを置いている人はあまりいません。

欧米諸国では最初からある〝違い〟を受け入れた上で、人々が社会の中で競い合っているのです。

能力は平等ではないし、努力しても報われないことがある。日本がグローバル化された国際社会の中で生き残っていくには、その事実をしっかりと受け止める必要があるでしょう。

みなさんご存じのように、アメリカは世界有数の移民国家です。移民の力によって経済的な発展を遂げ、世界経済を動かすまでの力を蓄えてきました。

私もかつて、ガン治療の研究員としてアメリカで生活をしたことがあります。そのとき、私はアメリカの移民パワーを肌で感じることができました。

東海岸のニューヨークにしろ、西のロサンゼルスにしろ、寝る間も惜しんでバリバリ働いているのは移民です。

ただ、そうやってバリバリと働くのは移民でもエネルギッシュな体力を持ち合わせている実証型の一世、二世のうちまでです。それが三世、四世となってくると様子がかなり異なってきます。

近年アメリカの経済的覇権《はけん》にも陰りが見えてきましたが、その繁栄をこれまで支えてきたのは紛れもなく移民たちでした。

二〇〇八年のリーマンショック以降、アメリカ経済はそれまでの〝ひたすら発展を目指す〟というやり方から〝維持も必要〟という考え方にギアチェンジしつつあります。

国の発展のためには移民の一世や二世のようにバリバリと働く人材が必要です。国づくりをする開拓者のような人たちは、その大半が実証型です。でも、国の基礎ができあがり、次にそれを維持していくとなると、今度は派手さはなくとも、地道に働いてくれる人材が必要となります。

そこで国の〝維持〟のためにうまく機能しているのが移民の三世、四世たちなのです。彼らは一世、二世のように国を発展させる力にはなりませんが、それまで積み上げてきた実績を維持するには最適の人材です。彼らはエネルギーをフルに出して前へ進む実証型ばかりでなく、中庸や虚証型の人たちも多く混じっています。

移民の一世、二世は、異国の地で生き残るために必死です。だから寝る間も惜しんで働きます。

しかしそれが三世、四世となれば、地域コミュニティにも溶け込み、ある程度生活環境も落ち着いてきますから、発展よりも維持を目指す思考が生まれてきます。その考え方がアメリカ社会のギアチェンジにも適合したのです。

これからの日本を考えるとき、アメリカのような社会構造はある意味、とても参考になるモデルケースといえるかもしれません。

第二章　「後半追い上げ」型の人生はこうしてつくる

後半追い上げ型の人生をつくる

平均寿命が伸び〝人生八〇年〟と言われる時代、人生の勝負は一度きりではありません。敗者復活戦が何度もあります。

中年を過ぎたころ、それまで瞬発力だけで突っ走ってきた実証タイプの人は、息切れを起こしだします。

持粘力のある虚証タイプが必要とされるのはそこからです。持粘力のある人にとっては、まわりがバタバタと倒れる辺りからが勝負どころとなるのです。すなわち、少子高齢化の社会は虚証の人にもスポットライトが当たる社会なのです。

第三章で詳しく紹介しますが、人生の後半に活躍した偉人、著名人は世界中にたくさんいます。多くの失敗を経て、晩年成功する、いわゆる大器晩成型は決して珍しい存在ではないのです。

今や長寿国家として世界に名を馳《は》せる日本ですが、かつては日本人の寿命も他国と変わらず、戦前までは五〇歳に達していませんでした。

感染症も多く、結核で若くして命を落とす人もたくさんいました。そんな社会ですから、人生前半で成果を上げる人が重宝がられていたわけです。

ところが今は人生八〇年の時代です。昔ならとっくに寿命が尽きている年齢が現代においては人生の折り返し地点であり、五〇～六〇歳になってもバリバリと働くことができます。

これからは、人生八〇年に合わせて、人も社会も変わっていかなければなりません。かつては不必要とされていた人材が、実は大いに活用できることに気付けば、雇用する側の企業もその認識を改めなければならないでしょう。

組織が大きくなればなるほど、求められる人材も多種多様になります。瞬発力の必要な部署もありますが、持粘力のある人が必要な部署ももちろんあります。

雇用する側は社員一人ひとりの適性をしっかりと見抜き、適材適所の人事を行えばいいのです。

これからの時代は、瞬発力のある人と持粘力のある人が共存できるような人材配置をしっかりと行える企業が生き残っていけるのだと思います。

平均寿命がそれほど長くない発展途上国であれば、「人生後半をがんばりましょう」と言っても通じませんが、長寿国家の日本ではそれが可能です。医療が発達すれば、これからさらに日本のような長寿国家はどんどんと増えてくるでしょう。

そうなれば、「人生の後半をいかに充実させるか」が世界的な課題にもなるわけです。そのときに、超高齢社会に一足早く突入した日本が世界のモデルケースとなれるように、新しい社会システムを確立していかなければなりません。

私が生き方をギアチェンジした理由

医師を目指して大学の医学部に入り、そこから私は医学一本の道を歩んできました。医師の世界は映画やテレビドラマなどでもたびたび取り上げられていますのでご存じの方もいると思いますが、本当にハードな仕事です。

私も医学の道を極めようと、若いころからかなり無理をしていました。言ってみれば飛ばし過ぎの人生です。

東京大学大学院医学系研究科（生体防御機能学講座）に勤めていた四八歳のとき、「このままこんな生活を続けたら自分の人生はあっという間に終わる」と気付きました。医師の立場から、自分を客観的にみてみました。そして、自分が患者だったらどのようにアドバイスするか。それを考えたとき、「ここでギアをチェンジするしかない」と思ったのです。

当時はまだ東大に移ったばかりのころでしたから「本格的にギアを切り替えるのは五五歳になってからにしよう」と決心しました。それでも徐々にギアチェンジしていかなければ、五五歳になる前に激務によって死んでしまうかもしれません。

東大の仕事は、まともに取り組めば相当ハードです。昼は病院で外来と病棟での臨床、夕方からは半徹夜の研究。それが毎日続いて土曜、日曜もありません。まず私は研究の第一線から徐々に外れていくことにしました。自分が先頭を走り、若手を引っ張っていくようなやり方を改め、臨床も研究も指導係に徹するようにしたのです。

精神的には「自分ではまだまだやれる」と思っていても、体がそれについていかなくなるのが老化というものです。

東大は定年が六〇歳ですが、そこまでやっていたら自分の身がもちません。本格的なギアチェンジを五五歳と設定した私は予定通り、五五歳で東大を去り、そこからはせき立てられてするような仕事は止《や》めました。

「まだやれる」と思っているときに止めるのは、気持ちの切り替えなど難しい面は確かにあります。しかし余力があるときでなければスムーズなギアチェンジはできません。〝勇気ある撤退〟も時には必要なのです。

他人事と思えなかったある出来事

私が人生をギアチェンジしようと思ったのには、実はもう一つ、大きなきっかけとなる出来事がありました。

東大に勤めていたとき、内科で血液学を専攻している同僚のH助教授がいました。私より少し年下でしたが、その助教授は労を厭わず働く努力家でした。

半徹夜で研究を行っているにもかかわらず朝七時には出勤。私も似たような生活をしていましたが、「この先生は本当によくがんばるなぁ」と感心していました。

そのがんばりが周囲から評価されたのでしょう。四〇歳そこそこでその助教授は教授に昇進したのです。四〇歳そこそこで教授になるなど、当時の東大では実に珍しいことでした。

ところが、教授になってまだ一カ月しか経《た》たないうちに、H教授は心筋梗塞で急逝しました。「もうちょっとで教授になれる」という立場にいたら、誰だって体に鞭打《むちう》ってがんばります。しかしその教授はがんばりすぎたことによって、自分の寿命を縮めることになってしまったのです。

私も当時は半徹夜、早朝に出勤という生活をしていましたから、この教授の一件はとても他人事《ひとごと》には思えませんでした。

「本当にこのままでいいんだろうか？」と考えながら仕事を続け、教授が亡くなってから一年ほどして、私は自分の人生を切り替えようと決心しました。しかし、自分の進んできた道を途中で変えるのは、思った以上に辛《つら》いことでした。

長く険しい道のりを経て「あともうちょっとで頂上だ」というとき、たとえば気象条件が悪くなったからといって登頂を諦めるのは、ある意味とても勇気を要します。今まで苦労して登ってきた距離を考えれば、「あとひとがんばりすれば」と思ってしまうのも無理はありません。

もうちょっとで目標や夢を達成できるのに、それを目の前にして撤退の判断を下すのは確かに苦しいでしょう。しかし人生の後半を楽しむには、時に勇気ある撤退も必要なのです。

H教授は私に健康と家族の大切さを改めて教えてくれました。自分のやりたいことをやるには、大前提として健康が必要です。

健康であれば体力、気力も充実し、やりたいことができます。これまで無理をして生きてきた人ほど、五〇歳くらいで自分の人生を見つめ直し、ギアを切り替えるようにするといいと思います。

かつて、寿命が五〇歳の時代であれば、先のことなど考えずに瞬発力だけで、短期決戦を乗り越えていけばよかった。しかし、人生八〇年のこれからは、そんな先細りの人生でなく、後半にエネルギーを残し、どうやって自分を輝かせるかがポイントになってきます。無理をしていた人がギアを切り替えるのは、自分を本来の軌道に戻すということ。要は中庸に戻るということです。中庸の生き方こそが、人生の後半を充実させてくれる秘訣なのです。

朝の脈拍数で仕事との相性が分かる

大学の学長も務める私にとって、現在の学生の就職難とその背景にある不景気はとても気になるところです。

長引く不景気の中、仕事が減り、多くの人が無理に無理を重ねて働いています。残業などで体を酷使したり、あるいは人間関係で過剰なストレスを抱えながらも仕事をがんばって続け、その結果、健康を害したり、心の病になってしまったり。私の診療所にも仕事によって心も体もボロボロになった人が多数訪ねてきます。

今の環境を考えれば、仕事をなかなか辞められないのも理解できます。しかし、仕事ができるのは健康な体があってこそです。仕事があるから自分があるのではなく、自分があるから仕事ができる。そこを勘違いしてはいけません。

心身ともに無理を重ねていると、体のあらゆる感覚が麻痺《まひ》し、自分の体が病に蝕《むしば》まれていることにもなかなか気付けなくなっていきます。一〇年、二〇年と体を酷使して働き続けていたら、体のどこかに必ず支障をきたします。それは人間ならば当たり前のことです。

四〇代の人が自分が病気かどうかを知るのに、いちばん簡単な方法があります。それは今、自分がしている仕事が〝自分に合っているかどうか〟を考えればいいのです。

自分に合っていない仕事を一〇年続けられたとしても、一一年目に体を壊すかもしれないし、ウツなどの心の病になってしまう可能性もあります。「一〇年大丈夫だったからこの先も大丈夫」などという保証はどこにもありません。

「この仕事が辛い」「この仕事は嫌だ」、そういう気持ちが長く続いているのなら、その仕事は自分に合っていないという場合もあります。どんな辛い仕事であっても、その仕事がその人に合っていれば辛さを克服した後にはそれなりの喜びや納得感があります。それが仕事の本当の楽しさというものです。

虚証の人は体の無理がききませんから、自分に合わない仕事に見切りをつけるのは実証タイプよりうまいと思います。

実は問題なのは虚証タイプではなく、実証タイプのほうです。実証の人はどんなに自分に合っていない仕事であっても、それに見合った報酬を得られればそこにやりがいを感じてしまいます。

辛さや痛みといったものを感じるセンサーの感度も、実証タイプはもともと鈍いので、その仕事がどんなに辛くても、あるいはどんなに自分に合っていなくても続けてしまうのです。

ですから実証の人はたとえ収入がよくても、辛い、寂しい、満足できない、元気が出ない……そういった気持ちが長きにわたって続くようなら、会社を辞めないまでも、職種を変えるなどの対応をとるべきです。

虚証タイプも実証タイプも、「この仕事が辛い」「この仕事が嫌だ」という状況に長くいると、前章で説明した〝未病〟になります。

未病は、何らかのストレスが心身にずっとかけられている状態です。普段の生活にも、過食や食欲減退、不眠といった病気一歩手前のいろんなサインが現れてきます。

食事と睡眠の変化によって最初に出てくるサインは体重と血圧の変化です。急に体重が増えたり、減ったり。さらに血圧も高くなります。

それからもう一つ、最近注目されているチェックの仕方をお教えしたいと思います。それは朝起きて三〇分以内の脈拍数です。起床後三〇分以内は、体はまだ夜の態勢なので副交感神経の状態が判定できます。

このときの一分あたりの脈拍数が七三を超える場合は、交感神経が緊張状態にあることを示しています。まだ仕事もしていないのに交感神経が緊張状態にあるということは、その人にとって今の仕事が合っていないということです。

交感神経の緊張状態が長く続くと、副交感神経の働きが弱まってきて免疫機能が低下しますから、病気にかかりやすくなります。さらに交感神経の緊張は、動脈硬化を進行させたり、ガンにかかりやすくなったりすると言われています。

体重の変化については、虚証の人が仕事で無理を重ねると胃潰瘍《いかいよう》や十二指腸潰瘍などの胃腸障害を起こしやすくなりますから、虚証の人が体重の変化を感じたら、まず最初に胃腸障害を疑ってみるべきでしょう。

実証の人が合わない仕事でストレスをためると、肥満になる傾向が高いことも分かっています。ストレスによって刺激された脳は、その激務に対応しようとステロイドホルモンを過剰に分泌させます。ステロイドホルモンは食欲を刺激するホルモンでもありますから、そうなると食事の量も増え、結果として体が肥満化するわけです。

虚証の人も実証の人も、自分に合っていない仕事を長く続けることは、体にとって極めて危険なのです。

自覚症状がなくても、嫌な仕事を続けているのは〝未病〟の状態です。その状況から一刻も早く抜け出せるよう、遅くとも四〇代の前半くらいまでに何らかの対応をとるべきなのです。

体質で大きく変わる性格傾向

実証タイプと虚証タイプとでは、体質が違うだけでなく、性格傾向も大きく違ってきます。

虚証の人は一つのことをコツコツとやり続けることのできる性格ですが、実証の人は気が変わりやすい性格ですから同じことを長期間にわたって続けることができません。そんな点からも自分にふさわしい生き方や仕事を考えるべきなのです。

そういった性格に鑑みれば、転職などには実証の人が適しているといえます。実証の人は変わり身も早く、転職したとしてもすぐに自分の居場所をつくることができます。突然海外に飛び出したり、あるいは二度も三度も転職や結婚をしたり。そんなことができるのも、実証の特徴である適応力があるからなのです。

逆に虚証タイプは実証タイプほど適応力がありませんから、次々と職を変えるようなことはできません。万が一、転職に失敗してしまうと、最悪ニートや引きこもりのような状況になる可能性もあります。

ここで虚証と実証の性格傾向をざっと挙げてみましょう（図5）。

いかがでしょうか？　虚証と実証では性格もだいぶ違うことがお分かりいただけたかと

図5　実証・虚証の性格傾向

実証の性格傾向	虚証の性格傾向
・気が短い	・気が長い
・せっかち	・のんびり
・おおざっぱ	・神経質
・直情的	・穏やか
・大胆	・慎重
・合理的	・粘り強い
・競争心が強い	・競争心が希薄
・熱しやすく冷めやすい	・淡々としている
・感情の波が激しい	・感情が安定している
・外向的	・内向的

思います。

虚証タイプの方は「給料が安いから転職したいな」と思っても、体に無理が少なく九時～五時の定時であがれるような仕事に就いているのなら、そのまま我慢して働き続けるほうがいい場合もあります。

〝今〟を重要視して選択を誤ると、将来に大きな悪影響を及ぼします。人生後半に花を開かせるためにはどうしたらいいのか、自分の体質、性格と照らし合わせながら、先々を見極めていくことが大切なのです。

「人生、負けた」と早とちりしない

人生の後半に追い上げるようにするには、マラソンと同じように前半に飛ばしすぎないことが肝心です。自分が虚証タイプだと分かったら、そこから人生の後半に備えた生き方にしていけばいいと思います。

四〇歳くらいの年齢は、自分の半生を省みるにはちょうどいいタイミングです。自分が実証なのか虚証なのか。さらに自分が虚証なのだとしたら、実証的な生き方をしていないか、そこでよく考えてみましょう。

ハードな仕事で一日めいっぱい働き、随分がんばってきた。でも業績が伸びず、同期にも取り残された。

しかし体質が虚証であれば実証と同じ土俵で勝負をしても勝てるはずがありません。

自分は〝生きるフィールド〟を誤っていたのではないか？　人生を省みることで、自分のギアをどういうふうに切り替えていくのかという答えが導き出されます。自省をすることは、人生において決して無駄なことではないのです。

もしあなたが今就いている仕事に違和感を感じているなら、一度立ち止まって自分自身と対話してみてはいかがでしょう。

先述したように四〇歳くらいの時期に一度、自分の体質、特性といったものを分析することはとても重要です。

実証タイプは二回も三回もまったく異なるジャンルへ平気で転職ができますが、虚証タイプは転職に慎重であるべきと先ほど述べました。しかし、実は虚証タイプこそ〝君子《くんし》豹変《ひょうへん》〟の生き方がいちばん合っています。

ただ、ここで紛らわしいのは実証の人も君子豹変的な生き方をすることですが、それと虚証の人の君子豹変は違うということです。実証の人の生き方は、舐《な》めると色が変わってくる「変わり玉」的な生き方であり、それまでの生き方を大胆に変えても、時には住む環境が異国になっても柔軟な適応力を発揮します。

しかし虚証の人はあらゆる環境に順応できるわけではありませんから、君子豹変といってもそれは生存のための「自分にふさわしい場所を探す」ための変化なのです。それによって持粘力が発揮でき、かつ、まわりから評価されるような居場所を見つけることが大事なのです。

戦う場所、選んだ種目が違っていただけなのに、そこで失敗したために人生の歩みを止めてしまう人が世の中にはたくさんいます。そんな人たちに「それは違う」ということに気付いてほしくて、私は本書を記しました。

私は横浜市立大学、北里大学、秋田大学、宮崎大学、東京大学、東京女子医科大学、日本薬科大学など一〇以上の大学で教壇に立ってきました。いつも試験やレポートの採点で気になるのは、合格点に達しなかった学生のことです。

そんな学生と話をしてみると、ちょっとしたことで行き詰まり、それが学業にも悪影響を及ぼしている人がたくさんいました。点数が足りないからと留年させるのは実に簡単です。でも私はそんな問題を抱えた学生こそ手助けしてやりたいと考えていました。「一回の失敗ですべてを諦めるな」。それが私の教育哲学の一つでもあったのです。

伸び悩んでいる学生は、そのほとんどが虚証タイプでした。私はそんな学生一人ひとりと真摯に向き合い、助言をしたり、補講をしたりしながら落第生を出さないようにしていました。

私のやり方を見て「それは甘すぎる」と言う同僚もいました。しかし教育とは一過性のものではなく、一生学び続けるベクトル、その人に合った生涯学習の型をつくることであり、それを手助けするのが教師の役割だと私は思っています。

自分の人生は、他人や社会の価値観によって決められるものでは決してありません。ミスは何回したっていいのです。肝心なのは自分の人生を自分自身でデザインしていくことなのです。

遅咲きタイプの人に有効な生活パターンを知る

体力がなく、徹夜なども難しい虚証タイプが第二の人生に備えてエネルギーを蓄えるには、生活パターンも無理のない、虚証に合ったスタイルにしなければいけません。

虚証タイプは無理はできませんが、決まった時間に起きて、決まった時間に寝るという規則正しい生活をするのは得意です。趣味を始めるにしても、仕事の終わったアフター5を趣味の時間にあてるのではなく、ちょっとだけ早起きをして、その時間をあてるといいでしょう。

虚証の人は朝、エンジンがかかり始めるのに時間を要します。実証の人は起きてすぐに活動的になることができますが、虚証の人にはそのようなスタートダッシュはできません。そこでいつもより少し早めに起き、それを趣味の時間にあてるわけです。そうすれば趣味をしながらアイドリングをすることができます。そしてエンジンがしっかりと温まったころに仕事を始められるような生活スタイルを築いていけばいいのです。


私はだいたい遅くとも四時に起き、出勤時間までは趣味や仕事の下準備をしています。

このように、虚証の人も朝起きてから、仕事開始までの時間を有効に活用する工夫をすることが大事です。間違っても仕事が終わった後、夜間に何かをするというのはやめましょう。

虚証の人は仕事の終わった夜間、〝創造性〟〝生産性〟といったものが著しく低下します。日中のルーチンワークをこなした後に「さあ、もうひと仕事」とできるのは実証タイプであって、虚証タイプにそのようなことはできません。

虚証タイプは脳も体も日中のルーチンワークで疲弊していますから、夜はとにかく疲れをとることに努め、朝、早起きをしてその時間を自分のための時間にあてるほうが賢明なのです。

東大生で伸びしろのある人は持粘力型

日本の最難関とされる東京大学には、トップ中のトップを走ってきた全国の若者たちが入学してきます。言うなれば、東京大学は勝利者たちの集まりです。若くして芽の出た早熟な人たちですから、かなりの東大生が実証タイプであると言えるでしょう。

その中でも最難関と言われる理科Ⅲ類。ここに合格するのは至難の業です。合格する受験者のほとんどは実証中の実証ですが、中には大学を卒業して医者になるころには体を壊してボロボロの状態になってしまう人も出てきます。

東大に入ってダメになってしまう人と、そこからさらに伸びていく人の違いは何なのかというと、そこにも体質の違いが大きく関与していると思います。

東大に入ってダメになってしまう人は、瞬発力で生きてきた実証タイプです。東大に入ったときにすでに人生のピークを迎えており、その後は燃え尽きてしまうのです。

一方、東大に入ってからも順調に伸びていくのは、やはり中庸タイプの人でしょう。バランスがとれているのでやりすぎることなく、かといって手を抜くこともありません。

では東大にもごく稀にいる虚証タイプはどうでしょうか。虚証は無理がききませんから、東大に入れたとしても大して伸びることはないと思われるかもしれませんが、実はそんなことはありません。

虚証は持粘力が持ち味ですから、東大に入った途端に息切れしてしまうようなことはなく、その後、派手さはありませんが堅実な伸びを示します。東大に入れるような虚証の人は、無理な受験勉強をしなくても合格できる才能の持ち主です。さらに持粘力がとくに優れているので、五〇歳や六〇歳になってもまだまだ伸びていく人もいます。

持粘力のある虚証は、このように大きな可能性を秘めています。実際、優れた研究者や学者、あるいは組織の優秀な指導者といった人たちには虚証タイプがけっこういます。持ち前の持粘力をどう自分の人生に活かしていくか、それを考えることが大切なのです。

自分の子どもが虚証だったら、どう育てればいいのか?

自分の子どもが虚証なのか実証なのかを、親が見定めることはとても大事なことです。もし自分の子どもが虚証だったら、どう育てればいいのでしょうか。

幼少期はまだ子どもの体質が定まっていないので虚証、実証を見極めるのは難しいですが、思春期のころ、一二~一三歳くらいになると子どもの体質も定まってきます。そこで虚証、実証を見定め、体質に合わせた教育をしていくことが重要です。

体質を見極める上でいちばん分かりやすいのは、給食の食べ方とその後の過ごし方です。給食を食べるのが早く、食べたらすぐに校庭に飛び出していくような子は実証、もしくは実証寄りの体質と考えていいでしょう。

逆に虚証の子は食べるのも遅く、給食を残してしまうことも多い。さらに食後はのんびり過ごすことを好みます。

また、朝礼などの最中に倒れてしまうのも虚証です。これは長時間立ったままの姿勢でいると貧血を起こして倒れてしまう起立性低血圧症と呼ばれる症状で、虚証タイプによく見られます。

一方、実証の子は腹痛や頭痛をよく起こしたりします。体力に付随した体の反応力、感応力が旺盛なために病気に対する反応が時に非常に強く出て、通常であればたいしたことのない頭痛や腹痛も激烈な痛みとなることが往々にしてあるのです。

実証の子は、性格的には強制すると反発します。自立精神も旺盛なので自分の人生は自分で切り開いていくことができます。

一方の虚証の子は親がある程度、その指針を示してやらないと自分に合わない道、誤った道を歩むことになりかねません。そうならないためには、小学生くらいまではいろんなことを広く、浅く経験させ、その中から「この子には何が向いているのか？」と探っていく必要があります。

広く、浅く、いろんなことを経験させるには、学問系、芸術系などの習い事の他、書道、茶道といった文化系の習い事でもいいと思います。

「この子は体力がないから」と運動系を一切諦めてしまう必要もありません。スポーツにはいろいろな種目があり、虚証は同じ動作を繰り返すような運動、競技は向いていますから水泳の飛び込みや弓道（もしくはアーチェリー）などの分野はおすすめといえるでしょう。

虚証の人がなぜ、同じ動作を繰り返すルーチンワーク的な作業が向いているかというと、〝ゆらぎ〟が少ないからです。

心臓の拍動は平時であっても一定ではありません。規則正しく脈を打っているようでも、厳密に調べると拍動のタイミングは一拍ごとに異なっています。この差がゆらぎの差となって現れるのです。

実証の人はこの〝ゆらぎ〟がとても大きいので、動きの少ないスポーツや仕事はあまり得意ではありません。しかし、虚証の人は〝ゆらぎ〟が小さいですから、先述したようなスポーツやルーチンワークに適しているのです。

虚証タイプは総じて長生きの傾向があるので、多少の回り道をしてもそれを取り戻す時間はいくらでもあります。

たとえば大学受験で一浪、二浪したとしても落ち込む必要はまったくありませんし、大学に入ってからも留年したっていいのです。国家試験を一度や二度失敗しても長い人生においては何てことはありません。長生きタイプの虚証が実証に合わせて生き急ぐ必要はどこにもないのです。

虚証タイプの子を持つ親には、子どもが回り道をしているときも温かく見守ってやる懐の広さも求められます。日本は一八歳、つまり大学に入った時点で、将来のおおよその方向を定めてしまうところがありますが、たかだか一八歳で人生の道筋を決定する必要などまったくないのです。


ともかく、虚証の子には「何が自分に向いているのか」をまず身をもって体験させることが何よりも重要です。子どもはいろんなものに憧れを抱きますから、そこで親が一方的に「あなたにはこれは向いていないよ」と言っても、子どもは納得しません。

でも子どもも実際に体験した上で「あんまりうまくいかないな」と気付けば、親から不向きを指摘されたとしてもそこに納得感が生まれます。

得意なことを見つけ、それを伸ばすことだけが教育ではありません。何が向いていて、何が向いていないのか。それを本人に気付かせてやることが本当の意味での教育なのです。

本当の意味での個性を伸ばす教育

教育の世界では「子どもたちの個性を伸ばそう」とよく言われます。私はとある学校で先生たちに「個性を伸ばす教育とは何ですか？」と聞いたことがあります。しかし「その子の才能を見出す」とか「長所を伸ばす」など抽象的な答えばかりで、いずれも私が納得できるものではありませんでした。

医学的な見地から言えば、少なくとも生徒それぞれの体質を見極めなければ「個性を伸ばす教育」はできないと考えます。

人間の体質は十人十色で虚証の人もいれば実証の人もいるし、中庸であっても虚証寄りの人、実証寄りの人がいます。それを十把一絡げにして、〝平等〟という大義名分の下で画一的な指導をしているのが日本の教育なのです。

一クラスに三〇人の生徒がいたとしたら、三〇人それぞれに物差しをあて、それぞれに合った指導を行っていく。それが個性を伸ばす教育のすべてだとは言いませんが、そこをスタート地点にしなければ、せっかくの理想も〝絵に描いた餅〟で終わってしまいます。

給食を残す生徒がいると、全部食べるまで席を立たせない先生がいるそうですが、虚証の子は食が細いですから「他の子と同じ量を食べろ」と指導するのはいくらなんでも無茶というものです。

目標に向かって努力をするのはとても大切なことです。しかし、その目標が各生徒の体質に合っていなければ意味を成しません。間違った努力を強制された生徒はやる気や生き甲斐《がい》を失ってしまう可能性だってあります。

個性を伸ばす教育は生徒の体質を知ることから始まります。その上で各生徒に合った進むべき道、努力の仕方を助言してやればいいと思います。

子どもたちを教育する上で大切なのは、とくに虚証の子の場合はいかに挫折感を味わわせないかが肝心になってきます。虚証に合わない道を勧め、そこでその子ができないからといって「なぜそんなこともできないんだ！」と責めてしまってはあまりにも酷です。

ドイツやフランスの教育では、一〇代半ばごろまでの早い時期から子どもたちにふさわしい進路を定めていきます。勉強が合わない子には職業学校、勉強の合う子には進学校といった具合に個人の適性を見極めて振り分けていく。無理強いをしても子どものためにならないことをドイツやフランスの教育界は知っているのです。

また、私が常々言っていることの一つに「男女別学のすすめ」というものがあります。男性と女性では実証、虚証の分布がやや異なり、どちらかというと男性のほうが実証寄りの人が多く、女性のほうは虚証寄りの人が多い。

小学生くらいの子どものうちはまだその傾向は強く現れませんが、中学、高校くらいになると男女の差が徐々に現れてきます。

そうなるといちばん困るのは共学の学校の先生です。生徒それぞれに体質のバラツキがある上に、男女が混ざることによってさらにバラツキが大きくなる。要は肝心の〝教育〟そのものがとてもやりにくくなるのです。

漢方医学的観点から見た場合、教育は高校卒業までは男女別学が望ましいと考えます。そうすることできめの細かい、一人ひとりの個性に即した教育が可能となります。

男女共学でも、クラス編成は男女別。そういう教育が子どもたちの可能性を広げ、さらには日本社会にもよい影響を及ぼすのではないでしょうか。

教育は生徒の能力の一割しか変えられない

教育の世界にはＩＱテストというものがあります。今ではＩＱテストの他にもＥＱテストなどいろんな評価法が出てきています。かつてはＩＱテストによってその人の能力が評価できると考えられていましたが、今ではその評価に限界があることが分かってきました。

ＩＱテストで評価できるのは、その人のほんの一部分の能力に過ぎません。たとえば小学校低学年で受けたＩＱテストの評価がよかったからといって、その子がそのときから能力を発揮できるわけではなく、高校から能力を発揮する子もいれば、大人になってから開花させる子だっています。

小学生のときにＩＱテストで目覚ましい成績を残し、神童と騒がれた子がその後は鳴かず飛ばずで普通の大人になってしまった、ということだってある。人の能力というのはそんなに簡単に評価できるものではなく、だからこそ人生はおもしろいのです。

小・中・高校の教育の世界では「その生徒の能力の四割程度は教育によって変えられる」と公式には言われているそうです。しかし、多くの教育関係者に聞くと「オフィシャルには四割と言っていますが、個人的には一割だと思っています」と言います。要は人間の能力がどうなるかは、その人の育った環境で九割方決まってしまうということです。

教育界では「努力すれば必ず報われる」と生徒たちに教えていますが、実際にはすべての生徒が報われるわけではない。これは聞きようによっては酷《むご》い言葉と思われるかもしれませんが、それが現実であり、それほどまでにその人の本来の能力というものが大切だということなのです。

やみくもに努力をしてもしょうがないのであれば、どの方向の努力が報われるのか、それに気付くことが大事です。本書で私が述べている「人生の後半に花を開かせる生き方」は、まさにその努力の工夫を追究していくものです。

すべての努力が報われるわけではありませんが、努力を実らせる工夫の仕方やそれを活かせる分野は、人それぞれに必ずあるはずです。それを追い求めることこそが、自分の〝能力〟を開花させることに繋がるのです。

チャンスは重心を低くして待つ

長引く不況、東日本大震災に端を発する諸問題など、今の日本には早急に手を打たなければならない問題が山積しています。

しかし、今の日本には行動力と決断力のある政治家が少なく、解決しなければならない問題もなかなか減ることがありません。

行動力と決断力を発揮するには瞬発力が必要です。ここまで繰り返し述べてきたように、瞬発力は実証の大きな特徴です。つまり、今の日本には瞬発力のある実証タイプの政治家がほとんどいないということなのです。

たとえば織田信長や豊臣秀吉といった天下を取った戦国時代の武将、さらに戦後の高度成長期を支えた田中角栄元首相などは典型的な実証タイプです。

実証の行動力と決断力がなければ、荒れた世をまとめあげるのは不可能です。今の日本には、そんな実証タイプの優れた政治家が求められているわけです。

昔の政治家はほとんどが叩《たた》き上げの一世です。それぞれの地元で一から基盤をつくりあげ、自分の足で多くの支持を獲得しなければ選挙に勝つことはできませんでした。

しかし、今の日本の政治家は二世、三世ばかりです。一世の築き上げた王国をそのまま受け継いでいますから、かつてのように自分の足で動き回る必要はないわけです。

要するにかつては実証でなければなれなかった政治家も、二世、三世であれば虚証でもなれる。その結果、日本の政治家は実証よりも中庸や虚証の人が増えてしまったのです。

今の日本を見れば分かるように、虚証がトップに立つと、本人だけでなく、まわりにも悪影響を及ぼすことが多いのです。政治の世界にしろ、企業にしろ、虚証タイプは〝よき参謀〟向きであり、〝よきトップ〟にはなり得ません。

実証タイプの力のある政治家がリーダーになると、時には独裁志向の強い政治をすることがあります。そんなとき虚証タイプの優れたナンバー2がフォローする体制をつくっておけば軌道修正がはかれます。

行動力と決断力と瞬発力を持ち合わせた〝よきトップ〟を見つけ、それを徹底的にサポートする。実証と虚証の組み合わせがうまくマッチすれば、その集団は自分たちの持てる以上の力を発揮することができるのです。

そう考えると、虚証タイプの人が社会でまず成すべきことは、〝よきリーダー〟たり得る実証の人間を見つける眼力を養うことでしょう。決して出すぎることなく、重心を低くしてチャンスを待つ。それが虚証の基本的な姿勢であり、大器晩成になる手順でもあるのです。

「瞬発力型」の人がもう一度花を咲かせるコツ

瞬発力のある実証タイプはスタートダッシュで素晴らしい動きを見せますが、その後は虚証タイプのように長続きしません。

でも、そんな実証タイプでも、人生の後半にもう一度花を咲かせることはできます。一度の挫折で折れてしまうのは実証の大きな特徴でもありますが、折れたところから立ち直ることは実証タイプでも可能です。

実証タイプが人生において折れてしまういちばんの理由は健康問題です。虚証タイプの生き方が〝細く長く〟だとするならば、実証のそれは〝太く短く〟となります。徹夜をしても、毎晩飲み歩いてもまったく平気なのが実証の特徴ですから、若くして体を壊してしまう人もたくさんいます。

健康を損なうことにより、それまで瞬発力だけで生きてきた実証タイプは自分の思うような生き方ができなくなる。それによって「もうダメだ」と人生を悲観したり、まわりとぶつかったり。しかしそうならないようにするための対策はあります。

自分が瞬発力型の実証タイプだという認識のある人は、自分の生き方を計画的に変えていく必要があります。

朝から晩まで仕事をバリバリやっている人も、四〇代に入ったら仕事の分野を変えたり、あるいは職種替えをしたりしてもいいかもしれません。とにかくそれまでの昼も夜も関係のないような生活を少しずつ改めていくようにするのです。

プロのスポーツ選手にも余力を残しながらスパッと引退し、自分の生き方を計画的に変えていった人がいます。古いところでは野球の江川卓《えがわすぐる》さんやサッカー元日本代表の中田《なかた》英寿《ひでとし》さんがそうです。最近では、元大リーガーで阪神タイガースのキャッチャーだった

図6　実証と虚証のイメージ

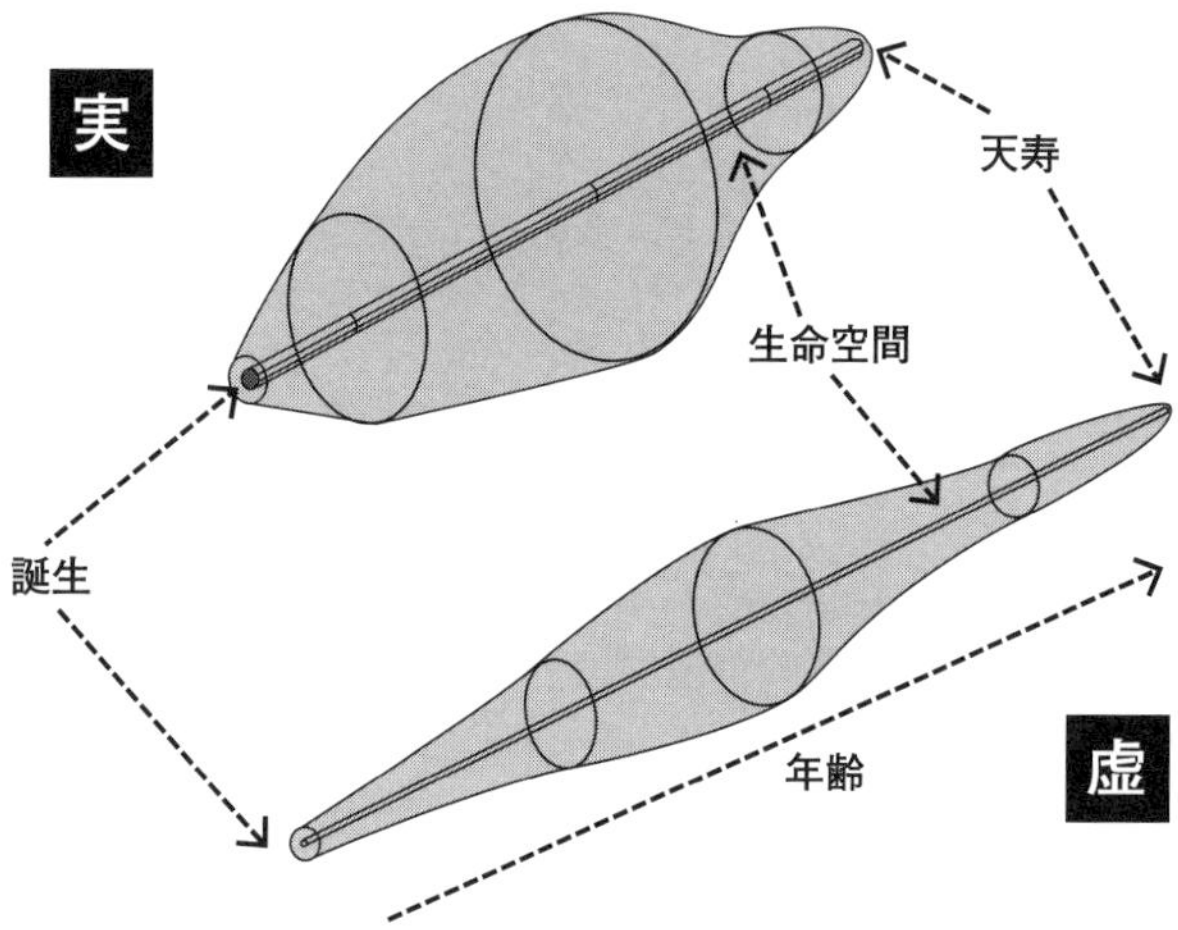

城島《じょうじま》健司《けんじ》さんなどもそういえるでしょう。城島さんは怪我で「生涯一捕手」という美学を貫けなくなったために引退したのですが、キャッチャーというポジションにさえこだわらなければまだまだ十分にやれた選手です。

　プロスポーツにおいて、トップクラスで活躍する選手は実証中の実証といえます。そんなずば抜けた瞬発力を持つ選手が往々にして〝太く短く〟の短命に終わってしまうのは、その瞬発力によって精根尽きるまで働いてしまうからです。

　しかし、ここに挙げた三人は自分の体がボロボロになる前に余力を残しつつ、第二の人生に舵《かじ》を切りました。

がむしゃらに働くことに生き甲斐を感じることは決して悪いことではありません。しかし、瞬発力型の人が人生の後半にもうひと花咲かせるためには、余力を残しつつ、人生の針路変更をすることも必要です。

生命のエネルギーという点でいうと、実証の人のほうが虚証の人よりあるように思えますが、実は生命エネルギーの総量は虚証も実証も同じです。違いがあるのは〝太く短く〟なのか〝細く長く〟なのかの差だけです（図6）。

実証の人は人生の途中からそれまでの仕事や生活パターンを改め、〝細く長く〟のパターンに変えれば虚証の人のように長生きすることだって可能なのです。

第三章　あの有名人はなぜ遅咲きなのか？

この章では、人生の後半に花を咲かせた遅咲きの有名人、偉人たちを取り上げて、その生き方をご紹介しましょう。

過去の人物でも、本人に会わなくても、その人生や生きざま、写真や精密に描かれた人物画から実証か虚証かの判断をすることは可能です。写真や人物画では、表情や皮膚の色つや、皮疹《ひしん》の有無や体格などを診る望診を使うのです。

望診は第一章で述べた四診の一つで、漢方医学では非常に重要視します。実際の診察では、体格や表情、雰囲気に加えて、顔色、髪、爪、唇、目、舌などの状態も観察して〝気《き》・血《けつ》・水《すい》〟（〝気・血・水〟については一六〇ページを参照）の乱れがないか見極めます。虚証か実証かという体質診断の八割はこの望診で決まるといってもいいくらいです。

人生の後半で開花した彼らは、みな虚証傾向の強い人か、あるいはもともとは実証型であったものの途中でギアチェンジして中庸にうまくシフトした人たちです。

総じて言えるのは、そうした体質傾向のある人は持粘力型であるゆえ、みな、一度花が開いてお終《しま》いとなるのではなく、花が開いている期間が長く続くということです。

人生の後半に花を咲かせたファーブル、貝原益軒、葛飾北斎、コペルニクス

『ファーブル昆虫記』で知られるファーブル（一八二三〜一九一五）は虚証タイプであったと思われます。虚証の特徴である人並み外れた持粘力がなければ、三〇年以上にわたり地道な研究を続けられるわけがありません。

学校の先生をしていたファーブルが『昆虫記』の研究を始めたのは四〇歳を過ぎてから。それから三〇年以上をかけて、彼は全一〇巻にわたるあの有名な『昆虫記』を書き上げました。

第一巻を発行したのは彼が五六歳のとき。最終巻となる第一〇巻を出したのは八四歳だったそうです。これほどまでに地味で根気のいる研究を続けられたのは、彼が虚証だったからにほかなりません。

四〇歳を過ぎてから、『昆虫記』という超大作を世に残し、九二歳まで生きたファーブルは典型的な虚証の生き方をした人なのです。

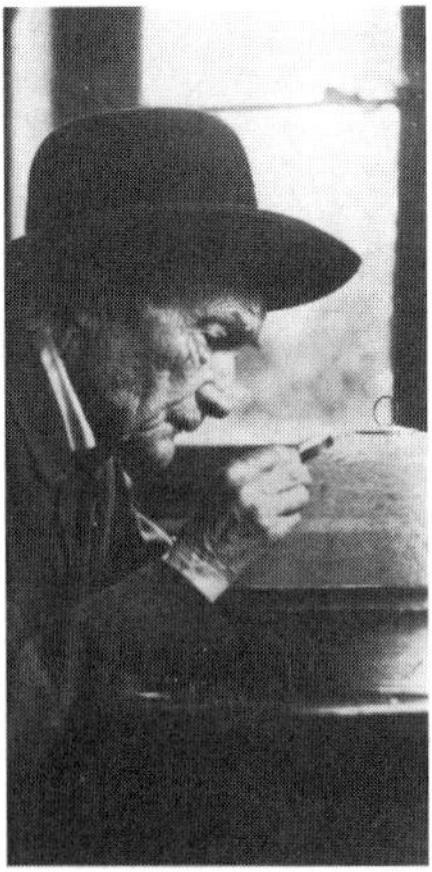

晩年のファーブル

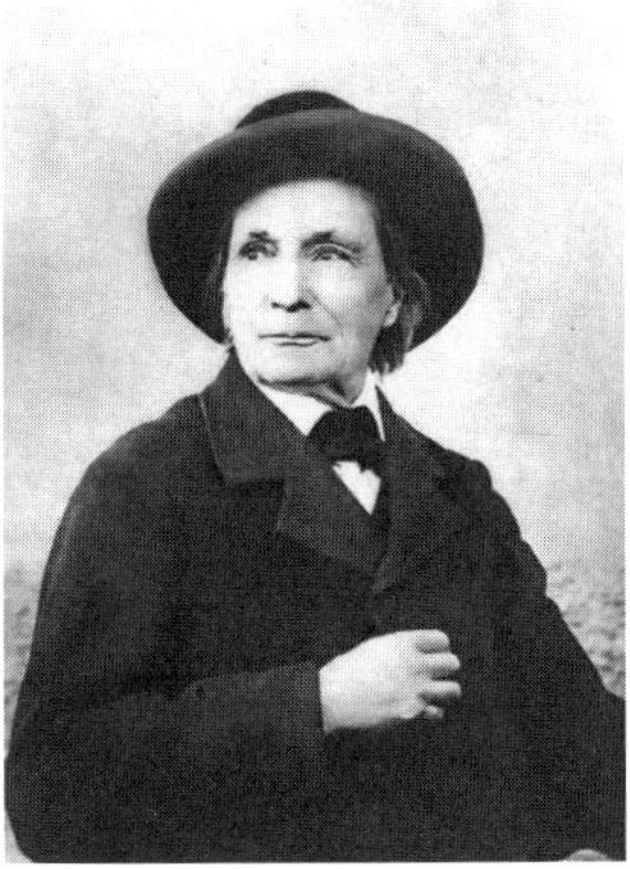

40代のファーブル

写真（右）のファーブルは、『昆虫記』を書き始めた四〇代のころのものですが、虚証より中庸で、フランス人にしてはやや恰幅《かっぷく》が悪いでしょう。晩年になるとさらに痩せてしわも増えますが、年相応に無理なくしぼんでいったという印象です（写真左）。ファーブルは膨大な量の観察記録や論文を遺しましたが、これは一生を通じてコツコツと地道に研究を進めた賜物《たまもの》にほかなりません。

ファーブルによく似た生き方をした人物が日本にもいます。幕末生まれの植物学者、牧《まき》野《の》富《とみ》太《た》郎《ろう》（一八六二〜一九五七）です。牧野富太郎は数多くの新種を発見・命名し、約四〇万点の標本や観察記録を残した「日本植物学の父」とも呼ばれる人物です。幼いころから植物に関心を持ち、九四歳で亡くなるまで現役で植物の研究に没頭する人生を送りました。学歴は小学校中退でしたが、その研究成果が認められ、六五歳で東京大学より理学博士の学位を授与されます。

ファーブルは昆虫学、牧野富太郎は植物学、フランス人と日本人という違いを超え、若いころの細い風采も、歳をとってからの穏やかな目つきにも、どことなく似た雰囲気を持っています。世間に流されず、最期を迎えるときまで細く長く一つの研究にマイペースで取り組み、晩年に大きな花を咲かせたふたりの人生は、「大器晩成型」である虚証の成功例と言ってもよいでしょう。

『養生訓』を残した江戸時代の本草学者であり、儒学者としても有名な貝原益軒《かいばらえきけん》（一六三〇〜一七一四）も大器晩成型の生き方をした人です。

福岡藩で朱子学の講義や他藩との折衝などの重責を担い、七一歳で隠居してから『養生訓』を初めとする教育書を書き上げました。ちなみに益軒はユーモアのある人物で、隠居する以前は損軒という名でした。損なことを散々してきたからそろそろ得をしてもいいだろうということで名前を益軒に変えたそうです。

江戸時代後期の浮世絵師として知られる葛飾北斎《かつしかほくさい》（一七六〇～一八四九）。彼もまさしく大器晩成の持粘力型を絵に描いたような生きざまをしています。

彼は若いころからいろんな師に付き、さまざまな画法を学んだようです。活動も決して派手ではなく、どちらかというと地味。

彼が「葛飾北斎」の号を用いるようになったのはなんと四六歳になってからです。代表作である『北斎漫画』の初編を発刊したのは五五歳のとき。さらに驚くべきはあの『富嶽《ふがく》三十六景』を手掛け始めたのは彼が六四歳になってからなのです。

北斎は九〇歳の卒寿まで絵を描き続けたといいますから、まさに持粘力のある虚証であり、大器晩成の典型的タイプといえます。

天文学者、コペルニクス（一四七三～一五四三）も、その持粘力によって一六世紀当時主流だった天動説を根底から覆す地動説を発表しました。

彼が主著『天体の回転について』を制作したのは七〇歳の死ぬ間際であり、本が世に出されたのは彼の死の直前だと言われています。その理由は、地動説を発表した後の反響を考慮したためと考えられています。

この用心深さ、慎重さは実証タイプにはないものです。実証タイプは無鉄砲に反逆してしまうようなところがありますから、権力を手にしない限り後世に名を残すような業績は残せませんが、虚証タイプはコペルニクスのように死後、高い評価を受けたりすることが結構あるのです。

学者タイプは虚証の大器晩成型が多い――ダーウィン、伊能忠敬、杉田玄白ほか

持粘力のある虚証タイプはいくつかの趣味を持つことによって、それが後に大きな花を咲かせることに繋がります。それを実際の生きざまとして示してくれたのが『種の起源』で知られるチャールズ・ダーウィン（一八〇九～一八八二）です。若いころのダーウィンの肖像画は、虚証の人らしく線の細い、目線のやさしい、柔和な顔つきをしています。実像に似せて描く現代の肖像画とは異なり、当時の肖像画は強さを誇張して描かれることが多いのですが、それにもかかわらずダーウィンの肖像画は目線が弱く、非常にやさしい印象

です。

　彼は五〇歳のときに『種の起源』を発表しました。『種の起源』があまりに有名なため、ダーウィンを生物学者と思っている方も多いと思いますが、実は彼は地質学者でもあります。

　若いころから彼は地質学の研究と並行してフジツボや珊瑚礁《さんごしょう》の研究などを続け、さらにハトの飼育・品種の改良、ミミズの土壌形成の研究なども行っていました。

　そんな数々の研究が、『種の起源』で結実することとなったのです。彼は五〇歳以降も病気がちでしたが、七三歳で亡くなるまでさまざまな研究を続けました。


　このように、歴史に名を残す学者は虚証の大器晩成型がとても多いです。日本ではその最たる存在が伊能忠敬《いのうただたか》（一七四五〜一八一八）だといえるでしょう。

　伊能忠敬といえば、精度の高い日本地図（『大日本沿海輿地《よち》全図』）を日本で初めてつくった人として知られています。

　彼が地図をつくるために測量を始めたのは五六歳のときです。そこから一六年の歳月をかけて日本国中を歩き回りました。

彼は七二歳まで測量を続け、七四歳で亡くなります。老齢にして日本全国を歩ききった彼の体力を見ると彼は中庸の虚証寄りだと思われますが、その息の長さはまさに持粘力型そのものです。

環境問題というものに人々の目を初めて向けさせたレイチェル・カーソン（一九〇七～一九六四）が、著書『沈黙の春』を発表したのは五五歳のときです。

彼女も虚証が得意とする地道な活動を続け、生物学者を経て、ノンフィクション作家として後世に語り継がれる名著を残しました。

江戸時代の蘭学医、杉田玄白《すぎたげんぱく》（一七三三～一八一七）が『解体新書』を発刊したのは彼が四二歳のときでした。『解体新書』はオランダ語の医書『ターヘル・アナトミア』を翻訳したものですが、杉田玄白は当初、オランダ語をまったく知らなかったそうです。そんななかで一語一語、言葉を調べ、翻訳書をつくり上げた苦労は並大抵のものではなかったはずです。このように地道な作業が続けられるのは持粘力のある虚証の特権ともいえます。

彼は後にそのときの苦労を『蘭学事始《らんがくことはじめ》』で記述していますが、亡くなる八五歳まで蘭学医として堅実な人生を歩み続けました。

実証からギアチェンジして成功した人たち――渡辺謙、イーストウッドほか

実証の人でも病気などをしたことによってギアを切り替え、健康を回復し、人生の後半戦で持粘力を発揮し、偉大な仕事をした人が結構います。

実証の人が大病を患うと、その後の生き方が中庸や虚証にシフトしていきます。実証のままであれば〝太く短く〟の人生なので中年以降は失速したままですが、中庸にシフトすることで人生の中盤以降、さらにひと花、ふた花咲かせることができます。実証であってもその体質を変えていくことで人生のリターンマッチは可能です。ギアを切り替えることによって、それまでとはひと味もふた味も違う新境地を切り開き、まわりの人たちを驚かせることができるのです。

日本では俳優の渡辺謙《わたなべけん》（一九五九～）さんがそのいい例だと思います。二七歳でＮＨＫ大河ドラマ『独眼竜政宗』の主役に抜擢《ばってき》され、一躍スターの仲間入りを果たしましたが、

三〇歳のときに急性骨髄性白血病を発症。約一年の闘病の末、芸能界に復帰しますが白血病が再発してしまいます。

しかし彼は二度目の闘病にも打ち勝ち、一年の治療期間を経て再び芸能界への復帰を果たしました。

復帰後、彼はそれまで演じてきた役柄によって〝正義漢〟的なイメージが付いてしまったこと、さらに〝白血病を克服した男〟としてマスコミに取り上げられることなどに悩んでいたそうです。

そこで彼は三〇代の終わりごろから、それまでの〝正義漢〟的なイメージから脱却するため、悪役やダメ男役を積極的に演じるようになります。

そして四〇代中盤に差しかかるころに出演した『ラストサムライ』を皮切りに、海外の作品にも出演するようになりました。

伊達政宗《だてまさむね》を演じていたころの渡辺謙は、ギラギラとした強い眼力にがっちりした体格の典型的な実証です。大病を克服して五三歳となった今、年齢とさまざまな経験を経たこともあるかもしれませんが、眼差《まなざ》しは力強くとも、どことなく穏やかさを感じさせる印象になりました。

着実に仕事をこなし、世界的に名声を高めていくその様はまさに実証から中庸へとギアチェンジした人の生きざまといっていいでしょう。

また、渡辺謙の代表作の一つである『硫黄島からの手紙』でメガホンをとったクリント・イーストウッド（一九三〇～）も、実証から中庸にギアチェンジして息の長い活動を続けている人のひとりです。

三〇歳手前で、日本でも大人気となったテレビシリーズ『ローハイド』で俳優として本格的にデビューし、以降『荒野の用心棒』『夕陽のガンマン』といった西部劇もの、さらに『ダーティハリー』シリーズなどに出演。俳優としての地位を築きながら、四〇代で監督業も始めました。

四〇～五〇代にかけて、彼は徐々にその生き方をギアチェンジしていきました。アカデミー賞監督賞・作品賞を受賞した『許されざる者』は、彼が六二歳のときに発表した作品です。

その後も彼は『ミリオンダラー・ベイビー』で二度目のアカデミー賞監督賞・作品賞を

受賞しました。彼は生き方をちょっとずつ変えていくことで人生の後半に二度目の花を咲かせたのです。『ミリオンダラー・ベイビー』以降も彼はコンスタントに良作を発表し続けています。デビュー当時、やや実証寄りの中庸であった彼は年齢を重ねるごとに自然に少しずつ痩せて枯れていき、上手に中庸にシフトしたいい例です。二〇一三年で八三歳になったイーストウッドですが、きっとこれからも素晴らしい作品を生み出してくれることでしょう。

精神分析学の基礎を築いたジークムント・フロイト（一八五六〜一九三九）も大病によって実証から中庸へとギアチェンジし、偉業を成し遂げました。

彼が精神科医を目指したのは二六歳を過ぎてからです。そして四〇代になってから『夢判断』を始めとする多くの研究成果を残しました。

あまり知られていないことですが、彼は六〇代後半でガン（口腔ガンの一種）を発症。以降、三〇回以上に及ぶ手術を受けながらも後世に残る業績を上げたのです。フロイトのギアチェンジは「一病息災型」と言えるでしょう。ガン病歴が長かったフロイトは、その闘病を経て、徐々に中庸にシフトしていきました。
持ち前の持粘力だけでなく、強靭《きょうじん》な精神力も併せ持っていたフロイトだからこそ、ガンの痛みと戦いながら八三歳まで仕事を続けることができたのでしょう。

江戸時代中期を代表する画家、尾形光琳《おがたこうりん》（一六五八～一七一六）は、若いころは放蕩《ほうとう》の限りを尽くしていましたが四〇代になってから改心し、絵師として大成しました。『風神雷神図《ふうじんらいじんず》』などで知られる彼が、画家を生業として本格的に動き始めたのは四〇歳になってからなのです。

実家が資産家のため、尾形光琳は若いころからさまざまな絵画に接し、美術への造詣はもともと深かったようです。そんな生い立ちもあって、彼が画家を目指してから、世の評価を受けるまでにそれほどの年月は必要としませんでした。

彼の残した名作はそのほとんどが四四歳以降、五九歳にして没するまでの十数年の間に描かれたものです。尾形光琳は長生きこそできませんでしたが、四〇代から生き方を変えたことで人生の晩年で絵師としての頂点を極めることができたのです。

先祖が実証でも二世、三世が実証とは限らない――ブッシュ元大統領

親が実証だからといって、その子どもが実証になるとは限りません。実証の親というのは自分の子どもも実証的に育てようとしがちですが、しっかりと子どもの体質を見て判断しないと子どもは間違った方向に進んでしまうことになります。

アメリカの第四三代大統領、ジョージ・W・ブッシュ（一九四六〜）は虚証寄りの体質なのにもかかわらず、まわりから実証的な生き方を求められたために若いころは相当苦労したようです。

第四一代大統領であり、元海軍パイロットだった父のジョージ・H・W・ブッシュ（一九二四〜）は実証寄りの体質だったようですが息子のほうは決して実証ではありませんでした。

放蕩息子として知られているジョージ・W・ブッシュは、若いころにアルコールに溺れていた時期もありました。

しかし、それは彼が放蕩息子だったからではないと私は考えています。

虚証の人が無理をすることで、アルコールの依存症になってしまうことはよくあることです。アルコールは人の精神状態を一時的にハイにします。一時的に精神が実証になるわけですから、虚証の人はアルコールに溺れやすいとも言えます。ジョージ・W・ブッシュも周囲の期待がプレッシャーとなり、アルコールなどに逃げるしかなかったのです。

そもそも、政治家になろうと思ったり、起業しようと思ったり、海外に飛び出そうと思ったりするのは実証の人の思考であり、生きざまといえます。

親や指導者などの大人たちが子どもの体質を見極めるのは、その子の人生を左右するとても重要なことなのです。

養子制度にみる人材育成のメリット――吉田茂にみる養子制度の利点

話は少しそれますが、虚証の子も実証の子も、その資質を十分に伸ばすシステムが古くからあります。それは養子制度です。戦前までの日本には〝養子制度〟が広く用いられ、多くの人がその恩恵にあずかっていました。

学才が秀でているにもかかわらず、貧しいためにまともな教育を受けられない人が、裕福な家庭の養子になることでその才能を開花させる。あるいは商才に長《た》けた人材が商家に婿入りし、家業をさらに発展させるという事例がいくらでもありました。

漢方医学の観点から見ても、養子制度は虚証、実証ともにメリットのある優れたシステムだといえます。

虚証はスタートダッシュが苦手だというお話を第一章でしましたが、これは何か新しいことを始めるときにも言えること。ゼロから一を生み出すことが不得手なため、ゼロから起業することは向きません。

一方、一のものを一〇にしたり、一〇のものを一〇として維持することは、虚証は得意です。事業を持続的に維持し、発展させていくためには、その後の気配りや細かいところへの目配りが大切ですが、虚証はこの気配り目配りが上手なのです。

養子に入る場合、すでに養子先には一〇の基盤があります。虚証の人は恵まれた環境の中でじっくりとその基礎を養い、さらに長生きすることでその家の伝統を守っていくことができますし、実証の人もやりたいことが何でもできる環境にあるわけですから、自分の才能をより早く開かせることができます。

ここでその一例として、昭和の名宰相、吉田茂《よしだしげる》（一八七八～一九六七）の話をご紹介しましょう。


吉田茂はサンフランシスコ平和条約を締結するなど、その優れたリーダーシップで戦後の日本復興の礎を築いた人です。

彼は自由民権運動の闘士、竹内綱《たけうちつな》の五男として生まれますが、当時父が投獄されていたため母は横浜の貿易商、吉田健三を頼り、吉田健三の庇護《ひご》の下、茂を産んでいます。そして三歳のときに吉田健三の養子となり、恵まれた教育環境の中でその資質を開花させ、外交官を経て政界へと進出しました。

実父の竹内綱は自由党の志士として第一回衆議院議員総選挙に当選していますから、吉田茂はそのＤＮＡから言えば政治家の資質を受けついでいたといえますが、養子制度のお陰でその才能にさらに磨きをかけました。

第二次世界大戦前、五八歳だった吉田茂は外務大臣の候補に挙がりますが、親英米派と見なされていた彼は陸軍の反対によって外相に就くことができませんでした。

しかし彼が第二次世界大戦後、長期にわたって政界のトップに君臨できたのは（第四五・四八・四九・五〇・五一代の総理大臣）、このときに外務大臣の職に就かなかったからだと私は考えています。

吉田茂が総理大臣になったのは六八歳のときでかなり遅咲きの政治家といえます。でもこの約一〇年のブランクが彼の政治生命だけでなく、彼自身の寿命までをも伸ばす結果となりました。

五八歳までの彼は外交官としてがむしゃらに働き、外相候補に挙がるまでの地位に上り詰めます。しかし、彼がもしそのまま外相となり、戦時中に総理大臣になっていたら、八九歳まで生きることは決してなかったでしょう。

軍部の圧力により、五八歳にして裏方に回ることになり、彼はそこで実証的な生き方をギアチェンジし、中庸になることができたのです。

戦後の民法改正により養子制度は広く用いられるものではなくなってしまいましたが、戦前まではこのように養子制度が社会のシステムに溶け込み、うまく機能していたのです。

戦前のような養子制度を復活せよ、とまでは言いませんが、いろんなメリットのある養子制度を見直してもいいのではないでしょうか。

第四章　自分の〝生き型〟をつくれる人がうまくいく

風景を楽しむ人生にする

〝生き方〟というものは、自分で決めるものであって、誰か他の人に決められるものではありません。

人生の道は人の数だけ存在し、そのスピードも、ルートも、人それぞれ。虚証、実証といった体質でも、その進み方は違ってきます。

本書の冒頭で述べましたが、人生を山登りにたとえるならば、虚証型の人は山の高さや登頂までのスピードを競うわけではなく、景色を見渡しながらその過程を楽しむタイプ。実証型の人は〝誰よりも高い山を目指し〟〝誰よりも早く登りきる〟ことを目標とするタイプです。

虚証の人は〝実証を見習え〟と急《せ》かされて社会の中で生きています。そのような社会では、虚証の人がついていけないことが起きてしまうのも仕方がないことでしょう。

〝ゆっくり、じっくり〟が虚証の人の生き方の基本です。なにも高い山を無理に目指したり、頂きまで登りきったりしなくてもいいのです。

社会が過渡期を迎えた今、日本は実証型の社会から脱し、実証の人も虚証の人の生き方に学ぶべきだと考えます。

虚証の人のペースで山登りをすれば、今までとは違った景色が見えてくるはずです。結果ではなく、過程を楽しめるようになれば、人生はより豊かなものになっていきます。

今までの教育、社会の風潮はすべての人に〝頂上を目指せ〟と教えてきました。でも、このような画一的な教え方では息切れする人、倒れてしまう人が出てくるだけでなく、心身の病になる人も出てきます。

努力したとしても、目指すものがその人に合っていなかったり、努力の仕方がその人に合っていなかったりすれば、その努力は水泡に帰すことになります。

人生の後半に花を咲かせるためには、人の生き方にはいろいろな道があることを知るべきです。

世の常識や風潮に流されず、自分にもっともふさわしい道をじっくり探していく。それに気付けるかどうかが、人生を実りあるものにする大きなカギなのです。

自分の〝生き型〟をつくる

何事にも積極的な実証タイプは、若いころからチャレンジ精神が旺盛なため、いろいろなものに挑戦し、その中から自分に合ったものを見つけていくことができます。

しかし、実証ほど行動力のない虚証タイプはいろんなことに挑戦するのはあまり得意ではありません。そうなると、第二章で述べた私の生き方のように、自分の体質や特徴、長所、短所を理解した上で〝消去法〟を用いながら生きる道を選択していくことが大切になってきます。

安定した社会であれば、虚証タイプの人でも自分のペースで生きる道を探っていくことができます。しかし、世界的な不況と大震災に見舞われた今の日本社会は、そんな虚証タイプには少し生きにくい状況となっています。そうはいっても、時代から逃れるわけにはいかないのです。

虚証タイプの人が自分に合った道を探すには、普段から身の丈に合った生き方をしていけばいいと思います。決して背伸びせず、等身大の自分で生きていくようにすれば、何かあったときに自分を大きく見せたり、虚勢を張ったりする必要はなくなります。虚証タイプは〝細く長く〟の人生が身上ですから、早い時期に等身大の自分を知っておけば、それは後の人生に必ず活きてきます。

実証タイプは社会に出ても、持ち前の瞬発力で目の前に現れたハードルをどんどん越えていきます。虚証タイプがそんな実証と競っても、そもそも競う種目が違っているわけですから勝てるわけがありません。

実証型の社会で息切れしないためにも、自分の〝生き型《かた》〟を見つけ、そこで勝負していくべきなのです。自分の〝型〟が見つかったら、後はその〝型〟に則って勝負をしていけばいいと思います。

ある出版社の編集者に、新人作家の発掘法についておもしろい話を聞いたことがあります。その編集者はおもしろい文章を書く新人を見つけると、まずその作家の仕事場に行くそうです。

そこでいろいろな話をしつつ、どんな時間に執筆作業をしているのかを聞くのだそうです。生活パターンは人それぞれですから、平日はあまり書かず、週末に徹夜をして仕上げる人や、平日の昼間に執筆する人、平日の夜間に執筆する人などいろんなタイプがいます。

その編集者が「この人は大丈夫だ」と思うのは、昼でも夜でも構わないから毎日決まった量の仕事をきちんとこなす人だそうです。そうしたしっかりした生活と仕事の〝型〟を持っている人は、長期的に見ても全集を出せるほど大成し得ると判断できるからです。

プロ野球の世界でも〝勝利の方程式〟がしっかり確立しているチームがその強さを発揮します。〝先発、中継ぎ、抑え〟というパターンの確立は、言い換えればそのチームの〝型〟をつくるということです。相撲でも上位の力士ほど「この型になったら負けない」という自分だけの〝型〟を持っています。

まずは等身大の自分を知り、自分の〝型〟をつくる。虚証の人たちは、そんなところから始めてみてはいかがでしょうか。

隙間を目指すと宝の鉱脈に当たる

何事にも持ち前のパワーでぶつかっていくのが実証タイプの生き方ですが、虚証タイプにはそのような体を張った生き方はできません。

しかし、虚証タイプには粘りや持続力など実証にはない、いい点がたくさんあります。

実証の社会ではいたるところでガチンコ勝負の激しい競争が繰り広げられています。市場主義の世界は、言ってみれば〝分捕り合戦〟の世界です。そんな社会で実証に混じって虚証が戦っても結果は目に見えています。

そこで私が虚証タイプにおすすめしたいのは、〝隙間を狙う〟生き方です。ニッチな生き方こそ、虚証の人が人生の後半で花を開かせる秘訣なのです。

虚証タイプは競争社会になるべく飲み込まれないように注意しつつ、まわりを観察して隙間を探すといいと思います。

社会には人やモノがあふれていますから、隙間はいくらでもあります。普段、何気なく接しているものに、実は大きなヒントが秘められている可能性だってあります。

「この社会は隙間だらけである」と言ってもいいかもしれません。その隙間を狙っていく生き方が、将来の充実した人生を保証することになるのです。

実証の人というのは社会の中では〝レンガ〟のような存在です。今の社会は〝実証型〟

ですから、レンガが積み重なって一見とても頑強ですが、よく見ると隙間だらけでもあります。そこで必要になってくるのがレンガとレンガの隙間を埋める〝セメント〟の役割を果たす人材であり、その〝セメント役〟こそ虚証の人がもっとも得意とする役割でもあるのです。

アメリカ式の〝実証型〟社会がグローバル化によって世界に広まってしまったため、現代社会は隙間だらけになってしまいました。

元来、和を重んじる日本の社会はレンガとセメントがうまく調和した組織を作り上げてきました。それがグローバル化によって徐々に失われつつありますが、今こそ日本社会は古き良き時代の流れを取り戻すべきだと思います。

虚証タイプが〝隙間を狙う〟には、何よりも〝完璧を求めない〟ことが重要です。今の日常の生活をキープしながら、大きな変化を求めずに〝攻められる領域〟を探っていく。虚証タイプは地味なことでもコツコツと続けられる力を持っていますから、その力を利用して生きていけばいい。無理なく働ける〝九時～五時〟の仕事を見つけ、そこで働きながら余暇に隙間を見つける作業をしていってもいいでしょう。

そしてそこで隙間が見つかったら、徐々にその隙間のほうに軸足を移していくのです。歴史に名を残す偉人たちの中には、そうやって若いころにやっていた仕事とは別の仕事で人生の後半に花開かせた人もたくさんいるのです。

日頃から〝何事にも関心を持つ〟ことも隙間を狙う上で大切な要素となってきます。傍《はた》目《め》には無駄なことに関心を持つのもいいでしょう。

他人が見て無駄だと思うものに、実は大きなチャンスが秘められていたりします。まわりの判断に流されて〝無駄〟と決め込んでしまってはいけません。他人が無駄だと思うことに意味を見つけることが、結果として〝隙間を狙う〟ことに繋がります。

自分が関心を持った物事にこだわりを持ち続ける。まわりの人が興味を示さないことに価値を見出《みいだ》していく。『昆虫記』を著したファーブルの生きざまも、そんな虚証タイプの生き方に見事に合致します。

分類法を科学界に普及させたカール・フォン・リンネという人がいます。彼は一八世紀のヨーロッパで、今では当たり前となった分類法を広めました。

日本ではリンネはあまり評価されていませんが、科学の基本は分類にあり、リンネの残した業績は現代の科学にも多大な貢献をしています。そしてリンネの業績もまさに〝こだわり〟から生まれたものであるといえます。

どこに宝が眠っているか分からない。そんな感覚で日常を生きていれば、何気ない毎日の中にもいろいろな発見があるはずです。

そんな発見の中から、隙間を見つけ、ちょっとずつ未来の扉をこじ開けていけばいいのです。それこそが虚証タイプの目指すべき〝隙間を狙う〟生き方なのです。

隙間狙いが私の〝生き型〟になった

私の生き方は、言ってみれば〝隙間を狙う〟生き方です。どの道が自分に合っているか。その道に進めば自分が有利になるか。あの道はダメ、この道もダメ、と消去法で進んできた人生です。それはまさに私の生きる形、すなわち〝生き型〟といってもいいでしょう。

私は高校生のころに、「自分には〝紙と鉛筆〟が合っている」と感じました。スポーツは柔道をしていて、そこそこいい成績をおさめていましたが「これじゃないな」と感じていましたし、ソロバンの成績も優秀な部類だったのですが、これも「数字計算は自分に合わない」と直感しました。

そこで選んだのが「〝紙と鉛筆〟で勉強する」という道だったのです。

授業で「ここは試験に出そうだ」というポイントだけしっかりと押さえ、ノートをつけているだけで、まわりから褒められる成績がとれました。勉強することを苦に感じたことは一度もありませんでした。

そんな高校時代を過ごすなかで、「これはもうちょっと努力すれば何とかなるな」と直感したのです。

そして「大学に行く」という目標を立てたときに、母から「医者がいいんじゃないか」と提案され、私はそのまま医療の道へ進むことを決心したのです。

大学に入ってから、私は興味もあって〝東洋医学研究会〟というサークルに属することになりました。私はここで漢方医学と出会い、最初は趣味の一つとして〝漢方〟を学び始めました。

今でこそ〝漢方〟は人々の生活に欠かせないものとなりましたが、当時はまだ世間から認知されておらず、私自身も漢方で生計が立てられるとは思っていませんでした。

そんな時代だったので漢方を仕事としてではなく、趣味として学び始めましたが、これが知れば知るほど、学べば学ぶほど楽しい。漢方医学の奥深さに魅せられながら、私は漢方を学んでいったのです。

大学時代の六年間、漢方の勉強に没頭しましたが、卒業後の進路に〝漢方〟を選択できるような時代ではありませんでした。

そこで私は再び、自分に何が合っているのかを考えました。臨床医学は競争が激しいので、研究の分野に進もう。研究をするなら大学院に進めばいいな、といった具合に自分に適した道を探しました。

大学院の基礎研究でも私は解剖学をやりたかったのですが、仲のよかった友人が「俺は解剖学に進む」と言い出しました。当時、大学院の解剖学研究室では学生をひとりしか募集していなかったので、私は解剖学をやむなく断念しました。

ではどうしよう、となったとき、東洋医学研究会でお世話になっていた先生に薬理学を勧められました。ただ、薬理学の世界も競争の激しい世界です。

私はそこで再び、自分に合った薬理の道を考えました。

「薬理の中でさらに競争が少ないのは何か？」と思案したところ、当時できたばかりの〝臨床薬理学〟という分野があることを知りました。そこでやっと、私の大学卒業後の進路が決まったのです。

その後、私は国立がんセンターでガンと免疫の研究をするなど、医療研究の世界で紆余《うよ》曲折《きょくせつ》を経ながら、二八歳のときに北里研究所（現北里大学）に移りました。

北里研究所で働き始めて一年ほど経ったころでした。構内を歩いていると、学生時代に東洋医学研究会でお世話になっていた先生方にバッタリ出くわしました。

その先生方は国内では知らない人はいない、漢方医学の大家です。その先生方から「丁君、この研究所内に近々〝東洋医学総合研究所〟ができるんだ。そこに来ないか」と誘われました。

もしかしたらこういう出会いを〝運命の出会い〟というのかもしれません。私は迷わず東洋医学総合研究所に移ることを決めました。

そしてその結果、私はかつて趣味でやっていた〝漢方〟の道に戻ることになりました。趣味が本業になったわけです。「自分の人生に合った種目を探す」とはそういうことです。「ここでなら戦っていける」という、自分にもっとも適した道を探す。

でもこれは、消去法で進んできた生き方だったからこそ、辿《たど》り着いた道ともいえるでしょう。自分の生き方を追い求めているうちに、知らず知らずのうちに、生き方が〝生き型〟になっていたのです。

趣味を最低三つ持つことが人生の長期戦略になる

本書で言うところの〝持粘力〟のある人というのは、中庸よりも虚証に寄ったタイプの人のことです。体力がない、食が細い、徹夜ができないという虚証タイプの人は、人生の前半に飛ばすことができません。

会社などでは実証タイプが業績を伸ばし、どんどん出世していくのに対し、虚証タイプはあくまでマイペースです。ただマイペースに見えるだけで、本人は内心なんでうまくいかないんだと悩んでいることが多い。下手すると、心の病になってしまうこともあります。

ただ、虚証タイプはそれがハンディというわけでは決してありません。むしろ前半飛ばせないことによって後半が活きてきます。前半にエネルギーを蓄積しているので、実証タイプが息切れしてくる人生の後半に、じわじわと持って生まれた持粘力が目覚め始めるのです。

そんな持粘力を活かすには、虚証タイプは後半にどう自分の力を発揮するかという人生設計、言い換えれば長期戦略を立てなければいけません。

人生の後半に力を発揮するためには、エネルギーだけでなく、情報を蓄積しておく必要があります。

情報を蓄積するには、最低三つの趣味を持つことをおすすめします。読書でも、スポーツでも、芸術分野でも何でも構いません。興味があり、なおかつまったく分野の異なるものを何か三つ、細々とでもいいですからやり続けることが大切です。

三つが揃うことで自分の中で化学変化のようなことが起こります。一つや二つでは化学変化は起きません。逆に四つ以上では虚証の人には多すぎます。語学をやるにしても、一カ国語ではなく、三カ国語を一緒にやるといい。〝三つ〟という数が肝といえるでしょう。

肝心なのは自分が興味があり、なおかつ何の脈絡もない三つの分野の情報を集めていくことです。三つの分野がそれぞれ繋がりがあると広がりが出てきませんが、異なる分野だと枝葉が勢いよく広がっていきます。

そうやって異なる分野に土台を築いていくと、将来そこに柱を立てたときに高い建物を作ることが可能となるのです。同じ分野の土台をいくつ築いても、そこには低い建物しか建ちません。

異分野のことを知り、さまざまな人たちと交流を持つことでいろんな変化が起きてきます。もちろんこれは人生における勝負ではないので、伸び伸びと好きなことをやることです。

異なる三つの分野のことを続けることで情報が蓄積され、それが徐々に自分の中で熟成されていきます。その熟成がうまくいけば、人生の後半に新しい花を咲かせることに繋がります。三つの趣味を持つことはそれが狙いなのです。

定年退職してから何か趣味を持とうと考える人は少なくありませんが、それではすでに遅いのです。

実際に人生の後半に花開いた人たちを見ると、一つのことだけではなくて、別のこともやっていたという人たちがたくさんいます。

陶芸家でもずっと陶芸ばかりやっていたわけではなく、若いころには彫刻や絵を描いていたなど、いろんなことをやっていた人が多い。

いろんなものを追究することで情報が蓄積され、そこからオリジナルなものが出てくる。「五〇歳を過ぎたからもう遅い」などということはありません。もちろん、三つのことをやり始めるのは早ければ早いほどいいですが、それを始める年齢はいくつからでもいいのです。

虚証タイプは瞬発的ながんばりはききませんが、持続力と粘りの〝持粘力〟があります。一つのことでは実証タイプに勝てませんが、三つのことをやっていくことで人生の後半に勝てる可能性が出てきます。

健康を保ちつつ、〝人生八〇年〟を意識した長期プランを立てていく。虚証タイプにはそれが大切なのです。

第二の人生のために〝友人力〟を鍛える

虚証タイプの特徴はここまで繰り返し述べてきた通りなので、もうお分かりいただけたと思います。

虚証タイプは自分の性質、体質などを知った上で生き方を選んでいかないと、人生の後半に盛り返すことができなくなります。もし今まで体質に合わない生き方をしてきた人は、すぐに方向転換することをおすすめします。

趣味が広がれば、友人の枠も広がっていきます。今まで知らなかった世界に踏み込むことで、それまで付き合いのなかった人たちとの交流が生まれます。

友人が増えれば情報も増え、いろんなことが学べると同時に、何かあったときに助け合うこともできるでしょう。いろんな分野に友人をつくれば、それは間違いなく人生を切り開いていく力となります。私はこれを〝友人力〟と呼んでいます。

人生の後半に備えて体力、気力のエネルギーを充電しておくことは大切ですが、〝友人力〟も鍛えておくことが重要なのです。

読者の中には「趣味もないし、友達もいない」という人がいるかもしれません。でも慌てることも焦る必要もありません。〝友人力〟はいつからでも鍛えられます。焦らず、急がず、とりあえず始められそうな趣味を一つ見つけ、その数を徐々に増やしながら友人も増やしていけばいいと思います。

このように虚証タイプには「友人力」がとても大切ですが、実は実証タイプにも中年以降、ぜひ持ってほしい友人がいます。それは〝虚証の友人〟です。

たとえ飲み友達でも虚証の友達をつくってください。虚証の人は実証の人と違い、「徹夜で飲む」などということはしません。職場の近くの居酒屋でさっと飲んでさっと帰る。

実証タイプは中年以降、それまでの無理がたたり、急に体調を崩してしまうことが少なくありません。そんなときに虚証の友達がいると、実証の人にとっては健康を保つための〝ペースメーカー〟となってくれます。

仕事にしろ、プライベートにしろ、とにかくいろんなところで虚証の友人を持つ。実証の人にとってはそれが自分の人生を長くするための秘訣でもあるのです。

体力、気力と〝友人力〟。この三つが揃うことで、みなさんの第二の人生がさらに豊かなものになっていくはずです。

古き良き師弟関係を取り戻す

ドイツでは徒弟制度の最上位にある人のことを〝マイスター〟と呼びます。日本では親方とか師匠とか呼ばれるのでしょうが、私は〝マイスター〟を日本語に訳すならば、〝師〟あるいは〝師範〟が適切だと思います。

日本にも〝師〟という存在が君臨していた時代があったのですが、今ではその〝師〟もすっかり影の薄い存在となってしまいました。

〝師〟という存在は、ただ単に技術を教えるだけではなく、人としての〝生き方〟を指し示す大切な役割を担っていました。

その職業で生計を立てていくための技術を伝授するだけでは、〝師〟とは呼べません。その技術をもってどのように人生を豊かにしていくか。そこまで教えることができて、初めて〝師〟と呼べる存在になるのです。

よき〝師〟と巡り合えるかどうかによって、一〇年、二〇年の差は如実に現れます。かつては医師の世界もそうでした。

医局制度には賛否両論がありますが、よき師に巡り合う徒弟制度という意味では、私は医局制度は必要だと思っています。医局では教授が〝師〟という立場にあたります。そこに属した弟子たちは師から医療技術だけでなく、人間としての生き方も学んでいくわけです。医局に属し、二年くらい経験を積めば、自分にはどのような病院が向いているか、あるいはどういう生き方が合っているか、そういったことが分かってきます。

徒弟制度のいいところは師の下でいろんな経験が積めるという点に尽きます。自分の人生を豊かにするにはよき師につき、仕事の技術とともに生き方を学んでいくほかないのです。その意味で、医局制度は私の人生においてもとても意味を持っています。

マイスターの下で修業をし、自分もマイスターへと成長していく。かつてあった徒弟制度の循環は、今やすっかり社会から失われてしまいました。

現在では、医師の世界でも若手が選択するのは、給料のいい所や研修効率のいい所ばかりです。だからなのか、最近の若い先生たちを見ていると医師としてではなく、人間としての生きざまのおかしな人が目につきます。

仕事の技術のみならず、師の下で人生も学ぶということは、己の人間性を高めていくということでもあります。しかし、最近はそういった経験を積んでいる人はあまりいないため、金儲《かねもう》けばかりに走る人も出てくるのです。

実証タイプの人は一匹狼みたいなところがあり、師の下で修業を積まなくてもやっていける人も中にはいます。

しかし、持粘力型の虚証タイプは自分に合った生き方をじっくり時間をかけて探る必要があります。そんな虚証タイプにとって、自分の進むべき道を示してくれる灯台のような存在こそ、徒弟制度における〝マイスター〟なのです。

〝マイスター〟を見つけるのであれば、できれば自分よりも干支《えと》でいうところの一回り以上年長の人がいいでしょう。さらに徳があって生活力もあればいうことはありません。

日本では徒弟制度や〝師〟という存在そのものが失われつつあります。そんな時代だけに、下の立場の人間にも〝よき師〟を見つける眼力のようなものが求められます。

もしかしたら教育とは、下の立場の人間に何かを教えることではなく、〝よき師〟に巡り合う機会を平等に与えてやることなのかもしれません。私自身、〝よき師〟と巡り合えたからこそ、今こうして大学の学長を務めることができるわけです。

人生を豊かにするには知識だけでも、技術だけでもダメです。生き方を示してくれる〝よき師〟と巡り合うこと。いい人生を歩むにはそれが欠かせません。

私の〝生き型〟をつくってくれた恩師

高校三年生のとき、大学受験で医学の道を志してから、私は無理をして実証的な人生を歩んできました。ただ、私の心の中には常に「トップは目指さない。自分は脇役でいい」という考えがありました。

今思えば、この思考があったお陰で五〇代にして実証的な生き方に見切りをつけ、中庸の人生にギアチェンジすることができたわけです。

私が「トップを目指さない」という思考になったのは、本来の資質に加えて私が在日韓国人であるという生い立ちも深く関係しています。在日韓国人である以上、日本の社会でどんなにがんばってもトップ、あるいは主役にはなれないだろうという思いを幼いときからずっと持っていました。

今でこそ韓流ブームなどもあって、そういった偏見はだいぶ少なくなってきたようにも感じますが、私の子どものころは在日韓国人に対する偏見は強く、嫌な思いをすることも少なくありませんでした。

そこで私は「主役にはなれないけど、いちばんいい脇役にはなれるかもしれない」という考え方にギアチェンジしました。そしてその考え方は私の資質にとても合っていました。「別にトップを目指さなくたって楽しい人生は歩めるよ」という生き方が、自分の肌にはとても合っていたのです。

「トップを目指さない」という生き方は、言い換えれば「よき参謀を目指す」ことです。自分がナンバー2という立ち位置に向いていると改めて気付かされたのは、私が大学を卒業し、北里研究所・東洋医学総合研究所に勤めてからです。

当時の私はヒラの研究員として東京大学出身の大塚恭男《おおつかやすお》先生の下で働いていました。東大出身ですから我が研究所の看板としても申し分なく、その下にいる私はとても楽な立場でした。

自分の部下が出した研究成果を、さも自分の手柄のようにしてしまう教授が少なくないなか、大塚先生はあらゆる場面で「丁君の業績です」と公言してくれました。

学会の発表であろうが、厚生省（現厚生労働省）の会議であろうが、私が出したデータに関しては「この素晴らしい研究成果は丁君が出したものです」と言ってくれる。

時には風除《かぜよ》けになってもくれるし、チャンスもくれる。縁の下の力持ちとして働く上で、これ以上やりがいを感じさせてくれる上司はいませんでした。

あらゆる方面に顔がきくので、問題に行き詰まったときに相談すれば、「じゃあ、あの先生のところにいけばいいよ」と橋渡しもしてくれる。「研究費が足らない」というときも、大塚先生がしゃかりきになって資金を集めてくれます。そして「丁君、これで好きなだけ研究できるだろ」と言うのです。

研究は潤沢な資金がなければなかなか成果が出ないものですが、大塚先生がいたお陰で、我々研究員は自分のやりたい研究に没頭し、成果を出すことができたのです。

こんなこともありました。私が大塚先生に仕え始めたとき、研究所での私のポジションは非常勤職員でした。これは私が在日韓国人だったためにそのような扱いだったのですが、暮れも押し迫った一二月のあるとき、研究所から正式な職員に採用するという辞令が届きました。

そのときは「なぜこんな中途半端な時期に？」と疑問に感じましたが、「まあ、とりあえず正式な職員になれてよかった」という安堵感《あんどかん》のほうが強かったため、そのことを詮索することもなく、私は研究を続けていました。

それから何年も経ってから、大塚先生のご尽力のお陰で正式な職員になれたことを私は知ったのです。

事務の人に聞いた話によると、あるとき、大塚先生が事務室に血相を変えて飛び込んできたそうです。そして「在日韓国人という理由だけで、有能な研究者が正式な職員になれないのはおかしい」と訴え、「丁君を採用しないなら、私もこの研究所を辞める」とまで言ったそうです。

しかし、私が正式な職員になったことを告げたときの大塚先生の返事といえば、「あ、そう。よかったね」だけでした。「俺が事務局に訴えたんだよ」なんてことはひと言も言わない。そういう人徳のある先生だったのです。

そうやって大塚先生に助けられたのは一度や二度ではありません。今思い起こしても本当に素晴らしい師だったと思います。

大塚先生は私にとっての恩師であり、名プロデューサーでもありました。私心もなく欲もない。さらに部下のためには労苦を惜しまず、ひと肌もふた肌も脱いでくれる。こんな上司は世の中を見渡してもそうそういるものではありません。まるで聖人君子です。大塚先生に仕えた三〇年があるから今の私がある。心の底から本当にそう思います。

もし私がトップを目指す生き方をしていたら、大塚先生とは出会えなかったかもしれません。ナンバー2を目指す生き方を選んだからこそ大塚先生に会うことができ、今こうやってマイペースな生き方をしながら、大学の学長をしていられるのです。

「何が何でもナンバー1を目指せ」というのは日本の教育の悪《あ》しき風習のようなものです。ナンバー2、ナンバー3を目指しても、充実した人生を送ることはできます。私はそれを身をもって体験してきたのです。

後半追い上げ型に合った省エネな生き方

虚証＝持粘力型と、実証＝瞬発力型は対極に位置する関係ですが、この二つが組み合わさることによって、とてつもない力が生まれます。

瞬発力型の中には強烈なリーダーシップを持った人が存在します。ゼロからスタートし、一代で巨大企業を築き上げるような叩き上げタイプの起業家は日本にも数多く存在しますが、彼らはいずれも類稀《たぐいまれ》なリーダーシップによって企業を成長させました。

しかし、そうはいっても瞬発力型のリーダーシップだけでは経営を軌道に乗せることも、企業を成長させることもできません。瞬発力型を縁の下で支える持粘力型がいてこそ、集団は機能していくのです。

ナンバー1が実証でナンバー2が虚証だと、それだけでバランスがとれ、物事がいい方向に進んでいきます。これは会社だけでなく、男女関係やあらゆる人間関係にいえることです。

虚証タイプが、もしリーダーシップのある〝いい上司〟を見つけたとしたら、小判鮫《こばんざめ》のようについていくことをおすすめします。虚証タイプは自らの力で道を切り開いていくことはあまり得意ではありませんが、瞬発力型の上司についていけば自分ひとりではとてもできないようなことも成し遂げることができます。

〝小判鮫のような生き方〟は人任せな感じがして、あまりイメージがよくないかもしれませんが、虚証タイプには省エネなそのような生き方がもっとも適しているのです。

虚証の人が自らの道を自分だけで切り開いていこうとしたら、あっという間にそのエネルギーを使い果たしてしまいます。

しかしリーダーシップのある実証の人についていけば省エネで進むことができ、エネルギーの蓄積ができます。それが人生後半に花を開かせる大きな力となるのです。

キャリアウーマンに本当に合う男性のタイプとは？

夫婦関係において良好な関係が築けるのは実証と虚証の組み合わせです。男女どちらが実証、虚証でも構いません。とにかく、実証と虚証が一緒になることが大切です。

虚証の男性なら、相手は社会で男勝りな活躍を見せるキャリアウーマンタイプの女性がいいでしょうし、虚証の女性であれば企業戦士として第一線で働く実証の男性がいいと思います。

なぜ実証と虚証の組み合わせがいいかというと、第一章で説明したように実証は交感神経が優位な状態にあり、虚証は副交感神経が優位な体質だからなのです。交感神経は日中活動しているときに働く神経ですが、副交感神経は夜働く神経で人に癒やしをもたらしてくれます。ところが、実証の人たちは夜でも交感神経が優位な状態にあるため、実証と実証が夫婦になった場合、神経の休まるヒマがなくなってしまいます。

実証タイプは夜に副交感神経優位な状態にしていく必要があります。そんな時にもっとも有効なのが、副交感神経優位な癒やし効果をもたらしてくれる虚証の人たちなのです。

キャリアウーマンのように〝できる人〟とされる人は交感神経優位、持粘力のある虚証タイプは副交感神経優位な状態にあります。

キャリアウーマンとして社会で活躍している女性は、どうしても〝自分より仕事のできる男〟を選んでしまう傾向があります。しかしキャリアウーマン自身がすでに実証ですから、〝自分より仕事のできる男〟は実証中の実証ということになります。

〝太く短く〟が特徴のふたりが一緒になると、旦那は早死にする確率が高くなり、最悪の場合、夫婦共倒れとなってしまう危険もあります。とはいえ、女性から見れば、虚証タイプの男性は地味でおもしろみに欠け、頼りなく感じるかもしれません。

しかし、日中に活発化した交感神経は、副交感神経優位な人と接することで落ち着きを取り戻します。それが実証の健康にとって何より大切なことであり、実証が長生きする秘訣でもあるのです。

毎日研究室にこもり、自分の仕事に没頭しているような研究者タイプは虚証タイプで持粘力のある人です。確かにそういった人は実証タイプにとって一緒にいて刺激が少ないかもしれません。でも長期的に見ればどこかで化ける可能性も秘めています。

大学で教授になるような研究者は、いずれも地道にコツコツと仕事を重ねていくタイプです。実証の女性は、そんな虚証男性の持粘力を磨いてあげればいいのです。そのためには、一見地味な虚証男性と多く接し、その中からダイヤモンドの原石を見つけていけばいいと思います。ダイヤモンドも最初から光り輝いているわけではありません。どうやって原石に磨きをかけていくか。そこが重要なのです。

自分の本当の生き方に気付いた虚証の女性

以前、私は『「陰力女《いんりよくおんな》」こそ男を幸せにする』（講談社）という本を出したことがあります。〝陰力女〟とは私の造語なのですが、簡単に言えば物静かな虚証タイプで副交感神経が優位な女性。男を陰で支え、癒やしを与えてくれる女性を指して〝陰力女〟と名付けました。〝陰力女〟は基本的に虚証の体質を備えていますから、社会に出て勝負しようとしてもバリバリと働く実証タイプのキャリアウーマンにはかないません。

でも、そんな〝陰力女〟が専業主婦になった途端、旦那さんは仕事の業績を伸ばし、家族みんなが健康でいられるという、素晴らしい内助の功を発揮するのです。

このように、〝陰力女〟は会社では評価されないかもしれませんが、家庭に入ればその能力を発揮し、家庭にいい影響を及ぼします。これからの時代は、こんな〝陰力女〟こそ評価されるべきであると、私はこの著作の中で述べました。

その本を出してから三カ月くらい経ったころのことです。とある出版社に勤める知り合いの女性が私を訪ねてきました。

私は新たに出す本の企画でも持ってきてくれたのかと思ったのですが、そうではありませんでした。

その女性は「出版社を辞めることになったので挨拶にきました」と私に言います。今の時代はハガキやメールで退社の連絡をするのが当たり前になっているのに、何とも律儀《りちぎ》な女性だな、と思って話を聞いていました。するとその女性は「実は、丁先生の〝陰力女〟の本を読んで、私、元気が出たんです。それでお礼を言いたくて」と言うのです。

その女性は会社で業績がなかなか伸びず、周囲からの評価も芳しくないため、「この仕事を辞めよう」と決心しました。

上司からは怒られ、後輩からも追い抜かれ、周囲から〝仕事ができない〟と烙印を押されれば、誰だって嫌気が差します。暗い気持ちで故郷に戻る準備をしている最中に、偶然私の本に巡り合ったそうです。そしてそこには自分とピッタリ一致する女性像が書いてあり、「自分のような女性でも能力を発揮できる場所があるんだ」と光明が差してきたといいます。

その女性は「沈んだ気持ちでしたが、先生の本を読んで前向きに生きていくことができます。ありがとうございました」と言って帰っていきました。

その女性は、社会から受ける評価だけがすべてだと思っていたのです。でもそんなことは決してありません。今の社会では、仕事の業績が上がらなければ、画一的に「能力が低い」と見なされてしまいます。しかし、これは社会が実証的な価値基準を中心に動きすぎているためです。

そんな実証の評価基準しかない職業、職種に飛び込んだら、虚証の人は苦労するに決まっています。

虚証にはちゃんと虚証の生きる道があり、虚証の女性には〝家庭〟という、その能力を存分に発揮できる場所があるのです。世の女性たちにはそれを忘れないでほしいと思います。

第五章　人生後半を楽に過ごすための養生術

飽食の時代が日本を弱くした

野生動物の世界は実証型の世界です。熾烈《しれつ》な生存競争の中で、強いものだけが生き残るサイクルを繰り返してきたのですから当然といえば当然です。

人間も同様に、過酷な環境に生きていれば、必然的に実証タイプだけが生き残り、体の弱い虚証タイプは自然淘汰《とうた》されてしまいます。

しかし今は文明が発展し、虚証の人でも長生きできる時代となりました。ただ、そうは言っても長い歴史の名残というのでしょうか、地域によっては実証の人が圧倒的に多い場合もあるようです。

私の考えでは、たとえばモンゴル人は他のアジアの国々に比べ、実証の割合が多いように思います。モンゴルは降雨量も少なく、昼と夜の寒暖差も激しい厳しい環境です。夏は三〇度以上、冬はマイナス三〇度になるといいますから、世界でも稀に見る過酷な環境といえます。

モンゴル人はもともとは遊牧民族でしたから、そんな過酷な自然環境の中で長く暮らしてきたわけです。

過酷な自然環境の中で生活していれば、自然と虚証の人は淘汰されていきます。今、日本の相撲界でモンゴル出身の力士が大活躍していますが、この活躍ぶりもそんな民族の歴史と決して無縁ではないと思います。

モンゴルの過酷さとは反対に、先進国と呼ばれる国々は〝飽食の時代〟を迎えています。日本が弱くなってしまった理由も、私はこの飽食にあるのではないかと思っています。

タフで行動力もある実証タイプは、言ってみれば過酷な環境を生き抜いてきた遺伝子を持っています。そんな実証タイプが飽食生活に入ると途端にメタボになります。夜遅くまで働き、「飲んだ後の〆《しめ》はラーメン」という生活を続け、メタボになり、生活習慣病にかかって中年で死んでいく。

そうなると残されるのは中庸と虚証です。国全体が飽食により虚証寄りにシフトしてしまった。ここに私は日本が弱くなってしまった理由があるような気がしてなりません。

この社会は実証ばかりでも、あるいは虚証ばかりでも成り立ちません。大切なのは実証と虚証がほどよく存在する、そのバランスなのです。

未病という病気の芽をいかに見つけるか

漢方医学では人間の体質は実証、虚証、中庸の三つに分けられること、さらにその中で健康体は中庸だけであり、中庸でも虚証寄り、実証寄りの人は〝未病〟という状態であることはすでに述べた通りです。

未病とは病気として表には現れていないけれども、体内に病気の素《もと》を抱えている状態です。そしてこの〝未病〟の状態で病を発見することこそ、健康を保つ上でもっとも大切なことなのです。

未病には二段階があります。第一段階は偏った食生活や過多の飲酒、喫煙、運動不足、過剰なストレス、睡眠不足などによりもたらされます。

この第一段階を改善もせずに長く続けていると、第二段階の病気に近い〝境界領域〟に入ります。境界領域では、自覚症状はないけれども検査をすると異常がある、または自覚症状があるのに検査をするとどこも悪くないという状態です。これはいずれも生活習慣病予備軍です。

未病の状態を放っておくと、メタボリックシンドロームや糖尿病、高血圧、心臓病といった生活習慣病になり、対処が遅れれば遅れるほど、状況は悪化していきます。症状が重くなれば、そこから健康な状態に戻すのに膨大な費用と時間を要します。普段の生活にもさまざまな支障や制約が生じるでしょう。

そうならないためには、西洋医学的な〝症状に現れたものが病気〟〝数値で現れたものが病気〟という概念をぬぐい、漢方医学的な〝未病も病気である〟という意識を持つ必要があります。

虚証の人は「こっちが悪い」「あっちが痛い」という訴えが多いのですが、実証の人はあまり「ここが痛い」とは言いません。しかしそれだけに痛みを感じたときには「すでに手遅れだった」ということが少なくないのです。ガンや糖尿病は圧倒的に実証の人に起こりやすい病気です。実証の人にはそういった点も気を付けてほしいところです。

いずれにせよ、自分の生活習慣を見直して、改善することこそ、病を重くしない最善の対処法です。まわりの人たちから「ちょっと働きすぎじゃない？」とか「ちょっと飲みすぎじゃない？」、「なんか疲れた顔してるよ」などと言われる人は未病である確率が高いです。自分で分からなくても、まわりが送ってくれるそんなサインを見逃さないようにしてください。

ガンと脳卒中になる人の微妙なサイン

では具体的にどういった方法でそのサインを見つければいいのでしょうか。ここではいくつかの病気を取り上げながら、〝未病〟の段階で食い止めるための早期発見の仕方、対応などを説明したいと思います。

診断、治療技術といった医療の進歩により、さまざまな病気の早期発見、早期治療が可能となりました。しかし、依然として死亡原因の一位となっているのがガンです。

ガンの場合、C型肝炎ウイルス持続感染者や喫煙者、腫瘍マーカー値が高い人などはガン予備軍といえ、気を付ける必要があります。

また、今まで甘いものは嫌いだった人が、突然甘いもの（とくにアイスクリームのような甘くて冷たいもの）を欲しがったりしたらガンを疑ってもいいと思います。

ガン細胞はエネルギー源となる糖を普通の細胞の三〜八倍も消費しながら増殖を続けていきます。そのため、ガンになると甘いものが欲しくなるのです。

甘いものが欲しくなるのは糖尿病も同様です。糖尿病には初期症状というものがあまりありませんが、血糖値の上昇とともに喉が渇いたり、頻尿、倦怠感、体重が減少するなどの症状が現れることがあります。

糖尿病をそのまま放置しておくと、三大合併症（糖尿病性網膜症、糖尿病性腎症、糖尿病性神経障害）になったり、脳梗塞や心筋梗塞になる可能性も高まりますから、少しでも疑われる症状があれば早めに治療を受けてください。

また、糖尿病の人は、一般人と比べると二倍ほどガンになりやすいという説もあります。ですから糖尿病の診断がついたら、ガンの検査も小まめにしていくことが大切です。

ガン、心臓病と並び、日本人の三大死因の一つになっているのが脳卒中です。脳卒中は、脳にかかわる病気の総称ですが、「脳の血管が詰まる」あるいは「脳の血管が破れる」ことによって脳組織が壊死《えし》することを意味しています。

初期症状としては顔面や手足の痺《しび》れ、筋力の低下、視力障害、めまい、相手の話が理解できなくなる、うまく言葉が話せなくなる、平衡感覚を失う（とくに目をつぶった状態で）などがあります。

発症直後に重症になってしまう場合もあれば、症状がいったん治まる場合もあり、仮に治まったとしてもそこで放置せず、すぐに専門医の診察を受けるほうが賢明です。

脳卒中は発見が早ければ早いほど、後遺症の程度は軽くなります。つまり、発見が遅れれば遅れるほど、後遺症の程度は重いものになっていくのです。

ちょっと手が痺れる。話そうと思った言葉が出てこない。そのようなちょっとでも疑われる症状があれば、すぐに専門医にかかることをおすすめします。

脳の障害で気を付けたいのは認知症も同じです。認知症は単なる〝物忘れ〟ではなく、脳の神経細胞に障害が及び、記憶力や判断力などの認知機能が低下する病気です。

認知症の初期に見られる大きな特徴は、昔の記憶ははっきりしているのに、比較的新しいことを忘れるという点です。

最初は一週間～数日前のことを、それが進行していくと数分前の出来事さえ忘れてしまうようになります。それでも昔の記憶を忘れることはあまりありません。

また、時間の見当がつかなくなったり、月や曜日が分からなくなったりするのも認知症の初期症状として挙げられます。

認知症の予防には、脳への刺激が何よりであり、いちばんの方法は他人と交流を持つことです。

家族や友人との会話を楽しんだり、サークルに入るなどして趣味に興じたり、日記を毎日つけたり、俳句や短歌を詠んだりするのも、脳に刺激を与える上でとても有効です。

また、長い昼寝や過度の飲酒は認知症を進行させてしまうので注意が必要です。昼寝をするなら二〇～三〇分程度、晩酌をするにも三五〇ミリリットルのビール一缶程度にするといいでしょう。

健康診断の落とし穴

私の家系は心臓病の多い家系です。四〇代後半で私は心臓がやや肥大気味であることが検査によって分かりました。幸い、五〇代で生き方をギアチェンジしたため、心臓の肥大を悪化させることはありませんでした。

五〇代半ばで生き方のギアチェンジをした際、私はこれといって主だった体力の衰えや病気の兆候などは感じていませんでした。当時の私はやや実証寄りの中庸の状態にあったのでしょう。そんな未病の段階で手を打ったからこそ、六五歳の今も健康な状態が保てているのです。

このように、自分の体質を知るための健康診断というのは人生の重要なきっかけになるものです。また、夫婦で一緒に健康診断を受けることもおすすめです。私の経験では、ご主人の健康が心配で一緒についてきた奥さんが、ついでに同じ検査を受けて、たまたまガンが見つかったというケースがよくあります。

しかし、その健康診断もしっかりした医療機関を選ばなければ意味を成さなくなってしまいます。健康診断でガンが見逃されることは少なくありませんし、ガンの専門機関でさえ、その兆候を見逃すことがままあります。

診断を意味あるものにするには、診断を流れ作業的に行っているような職場の健康診断や市町村で行われているレベルの健康診断だけで安心していてはいけないのです。日本で行われている健康診断は、かつての結核検診の延長で行われているようなところがあります。ですから、今の日本の検診制度はあらゆる病気に対応できる万能な検診ではないわけです。

旧来のシステムがそのまま引きずられてきている今の検診システムを根本から変えない限り、病気の見逃しが減ることはないでしょう。自分の身は自分で守るしかありません。健康診断で問題がなかったからといって安心せず、検査データをきっちりと説明してくれるような医療機関を見つけるべきでしょう。

さらに検査する医療機関をコロコロと変えてしまうと前のデータとの比較ができず、せっかくの検査結果が台無しになってしまいます。

もし検査を受けるなら、しっかりと説明責任を果たしてくれる医療機関を選び、そこで定期的に（一年に一回、二年に一回でも構いません）検査を受けるべきです。

たとえば、肝臓の悪い人はガンマＧＴＰ値が高くなります。一般的には一〇～五〇が正常値と言われていますが、二年前が五五、一年前が五五、今年も五五という人は五五で落ち着いているから異常値ではないわけです。

また、仮にガンマGTP値が五〇以内であったとしても二年前に二〇、一年前が三〇、今年が四〇という場合はそこに何らかの異常の兆候が認められます。これは放っておいてはいけないのです。

検査結果はそのときの絶対値で判断するのは間違いです。長期的、全体的に見た流れから判断しなければ、必ず誤った判断が下されることになります。

検査機関を探すのであれば、信頼できることはもちろんですが、長期的に相談に乗ってくれるようなところを選ぶべきでしょう。

〝気・血・水〟を乱さない生活を送る

漢方医学では、全身を巡る〝気・血・水〟という三つの要素によって健康状態が左右されると考えます（図7）。

ここで〝気・血・水〟それぞれの意味を簡単にご説明しましょう。

▼気

生命を維持しようとする基本活力であり、西洋医学的にいえば、摂食行動と消化吸収機能などを司る自律神経機能全般を意味します。

▼血

漢方でいうところの〝血〟とは、血液やホルモン成分など体内を巡る体液の総称です。〝血〟が体内を巡ることによって〝気〟と〝水〟の働きを整え、健康状態を保ちます。

▼水

リンパ液、リンパ球などの免疫機能全体を司るものです。全身に栄養と潤いを与え、生体の防御機能に深く関与しています。

この〝気・血・水〟によって、体内の神経や臓器が正常に働いています。つまり逆に考

図7　気・血・水の概念は自律神経・内分泌・免疫と対応

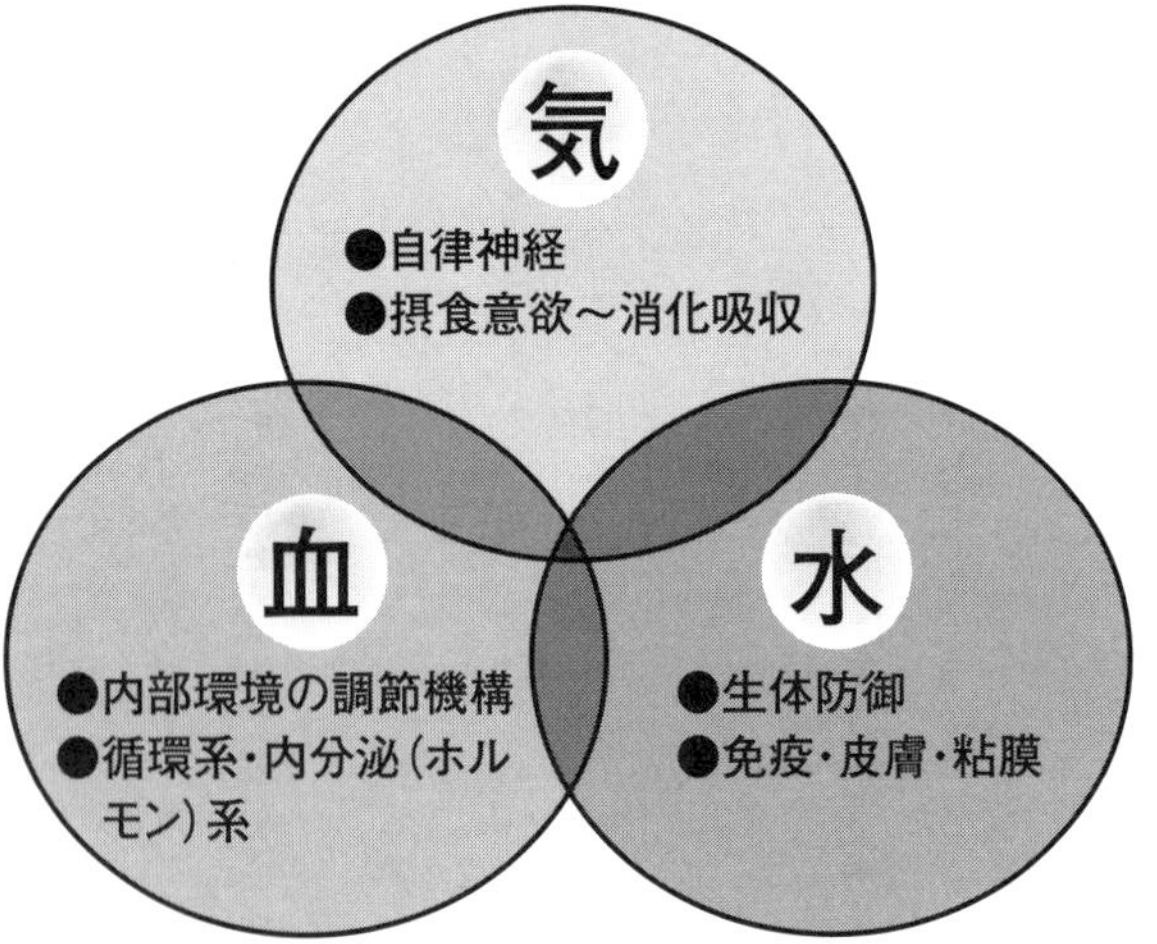

えれば、〝気・血・水〟に変調をきたせば、体内のバランスが崩れて未病の状態になるか、あるいは病気を発症することになります。

〝気〟が乱れれば、消化吸収機能が低下し、栄養が全身に行き渡らなくなります。そうなれば心身の活動性が低下し、「食欲がない、だるい、疲れやすい」といった症状が現れ、感染症にもかかりやすくなるのです。実証タイプは気が滞って憂鬱感や不眠を引き起こす〝気鬱〟に、虚証タイプは気の不足から無気力や倦怠感に襲われる〝気虚〟になる傾向があります。

〝血〟の停滞状態を漢方では〝瘀血《おけつ》〟と呼び、この瘀血が続くと頭痛や肩こり、冷え症などの症状を引き起こします。これは実証タイプがなりやすい状態です。一方で虚証タイプは、血の不足から栄養不足になって抜け毛や肌荒れ、皮膚の血色不良を起こす〝血虚《けっきょ》〟にかかりやすいです。

〝水〟の流れが偏ったり、滞ったりすると〝水毒〟と呼ばれる状態になります。水毒はむくみやアレルギーを引き起こし、息切れや咳、手足の冷えや痺れなどの症状となって現れます。

暴飲暴食、肉体疲労といった不摂生や、人間関係や仕事などから生じるストレスは〝気・血・水〟を害するものです。未病や病気の状態にならないようにするには、〝気・血・水〟を乱す要因となるものを普段の生活からできるだけ排することが大切なのです。

抵抗力をつけるコツ

未病や病気を防ぐためには普段から〝気・血・水〟を整えることに気を配り、体の抵抗力を高めておくことがとても大切です。

西洋医学では、何らかの病気によって抵抗力が低下すると考えられ、治療はまず病気そのものを治すことから始めます。

一方の漢方医学は、抵抗力の低下自体を病気の原因の一つであるととらえますから、治療の際にも抵抗力を高めることに努めながら、病気そのものを治していく方法がとられます。

体の抵抗力を高める上で、もっとも有効な方法は腸の働きを高めることです。なぜなら、腸には体の免疫細胞の過半数が集まっているからです。

体を細菌やウイルスから守ってくれる重要な免疫システムの一つに、リンパ球がありま す。体内に存在するリンパ球の六〇～七〇パーセントは腸に存在するとされており、人体が健康な状態のときは体内に侵入してくる異物の監視役として腸の内壁の表面に集まっています。

そしてひとたび異物の侵入に気付くと、リンパ球は扁桃腺《へんとうせん》やリンパ腺に移動し、そこで細菌やウイルスと戦って体を病気から守ります。インフルエンザなどにかかると扁桃腺やリンパ腺が腫れるのはそのためです。

免疫細胞が体内でいちばん集まっている腸の中でも、小腸の粘膜にはパイエル板というリンパ節のようなものが集中しています。腸はそのすべてで体の免疫機能を保っている、まさに〝免疫臓器〟といえます。

腸を弱らせるとガンにもなりやすいですし、食物アレルギーを増やすことにも繋がります。小腸はガンになりにくい臓器ですが、その理由は体内でも免疫が強いからにほかなりません。

腸を元気にするポイントはいくつかあります。食事を規則正しくするだけでも腸の機能は高まりますし、食物繊維の多い食べ物を摂取するのも欠かせないでしょう。

発酵食品も腸の環境をよくする食べ物として知られています。最近は柔らかい食べ物が増えてきているため忘れられがちですが、「よく噛《か》む」ことも腸の働きを助ける上で忘れてはならないことです。

また、副交感神経に支配されている腸を元気にするには、何よりも副交感神経を優位にする必要があります。

普段の生活では、日中が交感神経優位、夜が副交感神経優位な状態です。ですから、副交感神経が優位になる夜にきっちり休むことも、腸の機能を高めることに繋がります。夜はリラックスして、睡眠時間もたっぷりとる。そうやって腸の機能を高めていけば、必然的に体の抵抗力も上がっていきます。

実証タイプは交感神経のほうが常に優位な状態にあるため、中高年になると免疫力が落ちてくる傾向にありますから、より一層の注意が必要でしょう。

疲れを残さない体づくりをする

歳をとれば誰でも疲れやすくなったり、疲労がなかなか抜けなくなったりします。そういった疲労を蓄積したままにしておくと頭痛や食欲不振、不眠、脱力感などの症状が出始め、日常生活に支障をきたすようになってしまいます。

日常の疲れを回復するには、規則正しい生活と栄養バランスのとれた食事、さらに休息が何より大切です。

また、疲れているときこそ軽く体を動かしたり（散歩、ジョギングなど）、ぬるめのお風呂に浸《つ》かるなどして体の血行をよくすると疲労の回復が早まります。

休養をとっても疲労が抜けない場合は、糖尿病や腎臓病、肝臓病などの病気によって倦怠感がもたらされていることもあるので注意が必要です。

また、微熱や原因不明の筋力低下など重度の疲労が慢性的に半年以上続くようであれば、それは慢性疲労症候群（筋痛性脳脊髄炎）や線維筋痛症が疑われるので医師の診察を受けるようにしてください。

漢方医学では〝気・血・水〟の乱れによって疲労がもたらされると考えます。中でも〝気〟が不足して気力が落ち込む〝気虚〟の状態になると体は疲れやすくなります。

気虚の状態が長引けば循環機能が衰え、体はますますだるくなるばかりです。気虚は虚証に多い症状ですが、実証の人も過労などにより気虚になることはままあります。

疲れがなかなか抜けない、だるさが長く続く、そんなときは規則正しい生活と栄養バランスのとれた食事で〝気・血・水〟の乱れを治めるのが何よりも大切です。

疲労を感じているときは内臓の働きも低下しています。そんなときはなるべく消化のよい食材を食べるようにしてください。

野菜も生で食べるより、温野菜にするほうが消化の助けになります。豆類、玄米などの消化に悪い食材はなるべく控えるほうがいいでしょう。糖分は過剰に摂ると逆に倦怠感を強めますので注意が必要です。

梅干しは疲労物質のもとである乳酸を分解してくれるクエン酸を多く含んでいるので疲労回復にはピッタリの食材です。手軽にいつでも食べられますから、ご家庭に常備しておくといいでしょう。

腸の弱い〝隠れ虚証〟が増えている

診療所で診察を続けながら、最近、ある大きな問題に気付きました。それは、体全体としては実証なのに内臓（主たる部分は腸）だけが虚証になっている〝隠れ虚証〟が増えているという事実です。

体型はアメフトの選手のようにがっしりしていて、体力もあり、仕事もバリバリこなしている。でも内臓を調べてみると腸管が虚証になっていて、このまま同じ生活パターンで過ごしていたら間違いなく早死にする。そんな人が増えているのです。

腸の虚証化は、消化の手間がかからない糖やアミノ酸の摂りすぎ、さらに〝冷えた飲食物〟の摂りすぎも加わって進行していきます。

日中は冷たい清涼飲料水をガバガバと飲み、夜は飲み屋でビールや酎ハイ。こんな生活を続けていると腸は確実に虚証化します。

胃の裏側には膵臓《すいぞう》があり、消化酵素とインシュリンを分泌しています。胃が冷えれば膵臓も一緒に冷えてしまい、その機能が低下して消化不良を起こすだけでなく、血糖値も上がりやすくなってしまうのです。


胃腸が衰えるとさまざまな体調不良を引き起こしますが、なかでも顕著に現れるのは肥満です。

腸の消化機能が衰えることによって、体は消化の手間がかからないものを欲しがります。その結果、糖やアミノ酸が欲しくなり、腸はどんどん弱くなります。すると腸が弱いからさらに糖やアミノ酸が欲しくなる。こんな悪循環を繰り返すことで肥満、さらには糖尿病にもなってしまうのです。

人体の健康の源は腸にあると言っても過言ではありませんから、腸が弱くなればその影響は体全体に及びます。これからは、腸を鍛えて中庸化していくことがとても大切です。


隠れ虚証がいるのなら隠れ実証もいるのではないか、と思われるかもしれませんが、隠れ実証というのは滅多にいません。いるとしてもかなりレアケースですが、隠れ虚証のことを話したついでに隠れ実証に関してもちょっと触れておきたいと思います。

B型肝炎やC型肝炎など、体に何らかのウイルス性の病気を抱えている人は医学的に見れば明らかに虚証です。

しかし、なかには内臓が実証で、お酒も大好き、という人がいます。検査をすれば悪い数値が出ますし、顔色も悪く日常的には無理はできない。でも酒だけは好きでしかも強い。そんな〝隠れ実証〟の人がたまにいます。

この隠れ実証も隠れ虚証同様に健康からはほど遠い状態にあります。何事もほどほどに、バランスを保ちながら中庸に近づいていくことが大切なのです。

体を温めることが病気にならないコツ

体は冷えれば病気になりやすくなり、温めれば病気になりにくくなります。それには体の免疫力、抵抗力が大きく関与しています。

体が冷えれば、血流が悪くなり、リンパ球の数が減ります。体内のリンパ球の数が減るということは免疫力が弱まるということですから、病気への抵抗力も低下してしまうのです。

体を冷やすと胃腸や心臓、肝臓、腎臓などさまざまな臓器の働きが低下します。腸の働きが免疫力に多大な影響を及ぼしているのは前に説明した通りですから、体が冷えれば免疫力が落ちて当たり前です。

忘れてならないのは、体を冷やすことで脳の血流が悪くなり、気力や集中力が失われるなど脳にも悪影響を及ぼすということです。

さらに、〝冷え〟は交感神経を緊張させるため、体が冷えることによって交感神経が常に緊張状態となり、ウツ状態やストレスを起こしやすくなります。

このように、体を冷やすということは、心身に多大な悪影響を及ぼすのです。

〝冷え〟といえばまず最初に思い浮かぶのが女性に多い〝冷え症〟でしょう。西洋医学では、この〝冷え〟をそれほど重要な症状とは考えていませんから、貧血や甲状腺機能低下などよほどの異常が見つからなければあまり積極的に治療を行いません。

しかし、漢方医学では食事や漢方薬、運動などで冷えを改善し、体を温めることによって体内のバランスを整え、健康体に戻すのを大切なことと考えています。

体を温めるにはまず、冷たいものを摂取せず、なるべく温かいものだけを摂っていく必要があります。冷たい飲食物は体を芯から冷やすので消化の妨げとなり、新陳代謝も低下させるので免疫力も低下してしまいます。

ですから、たとえ夏でも飲み物は温かいほうがいいでしょう。暑くて温かい飲み物などとても飲めないといった場合でも、せめて常温で摂るべきです。

食べ物も同様に温かいものを摂るといいと思います。野菜も生ではなく、温野菜として食べることをおすすめします。

毎日のお風呂もシャワーだけですませるのではなく、ぬるめの湯船に必ず浸かるようにすれば体の血行がよくなります。

体を温かくするためには、まず毎日の生活を見直すところから始めてください。体を冷たくしていいことは何もありません。体はとにかく温める。これが健康を保つ上での必須条件なのです。

スーパー老人の健康法は真似すると危険

平均寿命において世界でトップクラスの日本には、八〇歳、九〇歳を過ぎてもハツラツとし、社会で活躍している〝スーパー老人〟がたくさんいます。

著名人でいえば、聖路加国際病院理事長の日野原重明《ひのはらしげあき》さん、元総理大臣の中曽根康弘《なかそねやすひろ》さん、八〇歳にしてエベレスト最高齢登頂を成し遂げた三浦雄一郎《みうらゆういちろう》さんなどが〝スーパー老人〟に当てはまるでしょう。

ただ、このように今でも社会の第一線で活躍しているような〝スーパー老人〟は極めて稀な存在であり、この方々が長生きしているからといってその健康法などをそのまま真似るのはとても危険なことだと思います。

スーパー老人の健康法を普通の老人、とくに虚証タイプの人が真似たら、それこそあっという間に病気になってしまいます。

スーパー老人の多くはもともとがスーパー実証です。そのスーパー実証だった人たちが中年以降、上手にギアチェンジして今度はスーパー中庸になった。そんな元スーパー実証の人の健康法を虚証タイプが真似たらどうなるのか。その結果はここで述べるまでもないでしょう。


スーパー老人の中には「今でも一日四～五時間しか寝ていない」という人がいますが、あれにも騙されてはいけません。

「一日四～五時間しか寝ていない」というのは「ベッドの上で」という注釈が入るのであって、実はそういう人たちは移動の最中に車や電車の中などでちゃんと寝ています。そういった時間も合わせれば、ちゃんと七～八時間は寝ているのです。

中には表向きだけスーパー老人を演じている人もいます。ただ、表向きだけでもスーパー老人を演じられるのは素晴らしいことですし、それが結果として長寿に繫がることもあります。

かつて、私はある高齢の実業家の健康アドバイザーを引き受けたことがあります。その方は九四歳まで現役で働き続けました。

その方をここではAさんと呼ぶことにしましょう。私はAさんに少しでも長く現役を務めてもらうため、表向きはスーパー老人を演じてもらうことにしました。

Aさんはある企業の会長でしたが、その会長室の隣に診療所のベッドとほぼ同じくらいの大きさのベッドを一つ置いてもらいました。

会長室にお客さんが来たときは、力強い握手を交わしながら「どうも、どうも」と元気に挨拶し、面会してもらう。そしてお客さんが帰ったらベッドで休憩。規則正しい生活はもちろんですが、会社で勤務しているときは常にそのスタイルを貫いてもらいました。

面会に来た人たちから見れば、「あの会長は九〇歳になるのになんて元気なんだ」となります。

そういう噂《うわさ》は口コミでどんどんと広がっていきますから、銀行にも「あそこの会長はまだまだ元気」と情報が入る。そうすれば銀行からの融資も受けやすくなります。

Aさんはそうやって九四歳までスーパー老人を演じることで現役を貫き、企業にも多大な貢献をしたのです。

日本人の肉体年齢は若返っている

最近、実年齢よりも若く見える中年女性のことを〝美魔女〟と呼ぶそうですが、確かに実年齢より若く見える女性は昔に比べて圧倒的に増えていると思います。

実年齢より若く見える人が増えたのは、社会環境や労働環境、食事といった環境の変化が複合して影響を及ぼしています。実年齢が老い方の基準にならなくなってきているのは、車でいえば製造年でなく走行距離で消耗度を判定するようなものです。

昔は畑仕事をするにも家事をするにも、肉体労働が主となっていました。肉体労働をすれば肌の色も黒くなるし、シワも増えます。食事もそれほどよくありませんから、歳をとれば骨粗鬆症《こつそしょうしょう》になり腰だって曲がります。

今では街を歩いていても、腰の曲がった老人を昔ほど見かけなくなりました。一昔前の人たちと比べると、現代人の肉体年齢は実年齢から一五〜二〇歳くらい引いてちょうどいいのです。

今の七〇歳の女性は、昔でいえば五〇歳くらいに相当します。それが現代人の肉体年齢です。肉体年齢には肌も含まれていますから、〝美魔女〟と呼ばれる人たちのように実年齢より若く見える人たちが増えて当然です。

私が子どものころの六〇歳といえば、ほとんどがかなりの老人でした。今、私は六〇代中盤となりましたが、当時に換算すれば私の肉体年齢はまだ四〇代中盤〜後半にあたります。昔の六〇歳は隠居する年齢だったかもしれませんが、私はまだまだ働けます。隠居するつもりなどさらさらありません。

しかし、今の社会では「六五歳以上が高齢者」と括《くく》られてしまいますから、六〇代中盤になると引退を意識せざるをえなくなる。超高齢社会を迎えた今、まだまだ働ける人たちを高齢者と括ってしまうのには無理があります。時代も、人々の体も心も変わっているのに制度だけは変わらない。その歪みが今、いろんなところに現れてきているのだと思います。

高齢者の年齢を「六五歳以上」と定めたのは国連の世界保健機関（ＷＨＯ）です。世界には平均寿命が日本ほど長くない国々がたくさんありますし、総人口における高齢者の割合が日本ほど高い国はそれほどありません。にもかかわらず、世界標準で定められた〝高齢者〟という基準に則ってやっているから、日本には今いろんな問題が噴出しているのです。国内ではこのＷＨＯが定めた高齢者定義の年齢を引き上げようという論議が進められています。個人的には、本来は人口ピラミッドの上位五パーセントを高齢者と定義すべきであると考えています。つまり年齢を基準に固定するのではなく、変動相場制にすべきという考え方です。

超高齢社会へと突き進んだ現在の国内状況を考えれば、一刻も早く高齢者の年齢定義は引き上げるべきでしょう。

若くして神経変性疾患になる理由

普段、頭を使う仕事をしているのに急にアルツハイマー型認知症やパーキンソン病などの神経変性疾患になってしまう人がいます。これは頭の使いすぎが原因です。要は頭がオーバーヒートを起こしているのです。

車のエンジンも使いすぎればオーバーヒートを起こしてしまうように、人間の脳にもそれぞれ許容範囲というものがあります。

長時間、デスクワークなどをし続けていると、頭がボーッとしてくることがあると思います。あれは脳を酷使することによって、その許容範囲を超えてしまったから脳がオーバーヒートを起こしているのです。

そうやって脳を酷使し続けているとストレスによって睡眠障害が慢性的に起こるようになり、神経変性疾患に罹《かか》りやすくなってしまいます。その中の一つに認知症があるわけです。

長時間、仕事などに集中していると注意力が散漫になってきます。徹夜で仕事をしている人が眠気覚ましにコーヒーを飲んだり、滋養強壮剤を飲んだりしますが、あれは体にとってとてもよくないことです。

脳はニューロトランスミッター（神経伝達物質）を脳神経の末端から出すことで、脳を機能させています。

脳を働かせれば働かせるほど、このニューロトランスミッターが放出されるのですが、使いすぎればニューロトランスミッターが枯渇します。

頭がボーッとして注意力が散漫になるのは、このニューロトランスミッターが枯渇したからであり、ニューロトランスミッターを回収するにはある一定の時間を要します。

長時間仕事を続けたことによって頭がボーッとしてきたら、それは体が「ニューロトランスミッターを回収するからちょっと休んでください」と警告を発していると思っていただいて構いません。

それなのに休みもせずに脳を酷使すると、脳はどんどん疲弊していきます。そうした生活を続けてしまうとある日突然、ボケてしまうということにもなりかねないのです。

神経工学では脳を正しく機能させるには、二〇分間頭を使ったら二～三分の休みを入れるのがよいとされています。

つまり、人間の集中力が正常に機能するのは二〇分程度であるということです。それを無理をして何時間も休憩なしで働くのはいくらなんでも無茶というものです。

しかし現代社会はデスクワークが主流の時代です。パソコンなどを使ったデスクワークは肉体労働に比べ体力は使わないので体が疲れを感じません。だから仕事を続けてしまう。でも体は疲れていなくても脳は確実に疲れている。それを忘れないでください。

一日の中で〝ボーッとする時間〟を持つのは、脳にも体にも必要です。夜、きちんと睡眠時間を確保することはもちろんですが、日中の仕事中にも休憩を小まめに入れるほうが作業効率が高まります。

アルツハイマーやパーキンソン病といった神経変性疾患は遺伝によって引き起こされるものもありますが、その主たる原因はやはり脳の使いすぎによるものです。

何事も度が過ぎればいろんな問題を引き起こします。とくに虚証タイプは実証タイプのように無理がきかないのでなおさらです。人生の後半に花を咲かせるためには〝質のいい休み方〟も大切な要素となってくるのです。

第六章　歳をとっても楽しめる人生設計

介護が必要な老人が驚くほど多い深刻な事実

今、日本では全人口に占める六五歳以上の高齢者の割合が急速に増加しています。日本は世界でも稀な超高齢社会であり、高齢化のスピードは年々増しています。

高齢者の割合は二〇一五年には四人に一人、さらに二〇三五年には三人に一人になると言われています。もっとも高齢者を機械的に六五歳以上としてしまうことには、前章で述べたように私は反対です。

高齢化が進んだのは、医療の発展ももちろん寄与していると思いますが、何より公衆衛生と日本人の栄養状態が大きく改善したからです。

さらに、日本人には独特の〝養生〟という概念があります。グローバル化によって日本人も西欧人のように不養生になれば、途端に寿命は短くなるに違いありません。

このままの社会状況、システムで、少子高齢化が進めば、日本経済は間違いなく行き詰まります。そうならないために、今から先手を打っていかなければいけないのですが、日本の政治家たちは既得権益を守ることばかりに注力しています。

「そうは言っても元気な高齢者も多いから何とかなるのではないか？」と思っている人もいるかもしれません。

確かに、街を歩けば元気な老人をたくさん目にします。しかしそれは表向きの現実であって、その裏にはもう一つの現実が隠されています。

日本では、七〇歳を過ぎた老人のほぼ半数が何らかの介護を必要としていると言われています。

街中を歩いている元気な老人たちを見ているととてもそうは思えませんが、よく考えてみてください。

そもそも、元気でなければ街を歩けません。介護を必要とする人たちは家や施設にいるわけですから、みなさんの目に映ることはない。つまり、私たちは街中で元気な老人たちだけを見ているのです。

先述したように老人の数はどんどん増えていますから、街中を元気に歩く老人の数も当然増えていきます。そしてそれに比例して、実は何らかの介護を要する人たちの数もうなぎ登りに増えているのです。

高齢化問題の根本は老人が増えることではなく、介護の必要な人や病人が増えることにあります。健康な老人が増えるのは大いにけっこうなことですが、心身の弱った老人が増えれば社会医療費の大半をそこに費やさねばならなくなります。

年金も頼りにならないこれからの時代、高齢者は健康だけでなく、年金に頼らずともやっていける経済力も求められています。超高齢社会を迎えた日本で老人たちが生きていくには〝健康と経済力〟、この二つが必要とされるのです。

長生きしたければ中庸を目指す

約四〇年に渡り、私はさまざまな患者さんたちを診療してきました。そんな長年の臨床から、元気な状態で長生きしている人には二通りのタイプがいることに気付きました。

一つは実証の中でも特別なＤＮＡを持っていると考えられる人です。本来、実証の生きざまは太く短くの短命で、中年までは元気で寝る間も惜しんで働きますが、その後急速に健康状態を悪化させていきます。

しかしごく稀に、元気で長生きする実証タイプがいます。もちろん抑制のきいた規則正しい生活を送っている人も長生きしますが、そういう人たちとは別に遺伝子レベルでそうなっていると思われる人がいます。こういった人たちがどういった遺伝子を持っているのかは現在のところまだ判明していませんが、男性の約五パーセントがこのタイプです。

喫煙者のガン発生率は、非喫煙者よりも高くなります。ところが実証の長生きタイプには、ヘビースモーカーなのに八〇歳を過ぎても肺機能が少しも侵されていないという人がいたりします。

このように、短命が多い実証なのに長生きするタイプは実際に存在します。今後、医療がさらに発展していくなかで、そういった人たちはどのような遺伝子を持っているのかということが明らかになっていくでしょう。

元気で長生きするもう一つのタイプは中庸からやや虚証に寄ったぐらいの人です。若いころはあまり目立ったタイプではなく、学業も仕事もそこそこ、いつも病がちなタイプです。

そんな人が中高年を過ぎてから妙に体質が固まってきて、病気もしなくなり、歳をとればとるほど元気になっていく場合があるのです。

中庸からやや虚証に寄ったタイプは若いころは体力もなく、無理がきかないタイプですから、体を無駄に酷使することもありません。この無理をしない省エネな生き方が〝元気な老後〟に繋がっているように思います。

このように高齢者になって健康でいるには、実証タイプよりも中庸や虚証寄りの人のほうが有利な面があるのです。

ここで挙げた二つのタイプは、どちらも元気で長生きし、病まずに死ぬというピンピンコロリ（ＰＰＫ）のグループです。前者は特別なタイプなので、世間一般の人たちが長生きをするためには、何よりも〝中庸〟であろうとすることが大切です。

実証の人も、虚証の人も、中年を過ぎたらできるだけ〝中庸〟になるような生き方を目指す。そうやって年相応の中庸な生き方をすることが、六〇歳を過ぎてからの健康状態に大きく影響してくるのです。

私が見てきた長寿の人に共通するある事実

長生きの話が出たついでに、もう一つ触れておきたいことがあります。長生きする人はあるものに執着する傾向があります。それは〝お金〟です。

漢方専門である私の診療所には、西洋医学ではどうにもならなくなった患者さんが最後の砦《とりで》として、藁《わら》にもすがる思いでやってくることがあります。

糖尿病の上にガンを患い、動脈硬化やガンの治療によって体はボロボロの状態。あと一年持つか持たないかという状態で私のところにやってくる。私としてもできる限り長生きをしてほしいですから、西洋医学で〝あと一年〟と言われた人にも二年、三年とその期間が少しでも延びるよう、医師として最善を尽くします。

ところが、内心「あと半年持てば御の字かな」と思っていた人が、五年、一〇年と生き長らえることがあるのです。

予測に反してよくなっていく人と、そのまま症状を悪化させていく人ではいったい何が違うのか。私はあるとき、一つの傾向があることに気付きました。予測に反してよくなっていく人は総じて〝お金〟への執着度が人一倍高かったのです。

自分の持っているものを誰にでもあげてしまう人、まわりの人に気前よくおごってしまう人、こういった人たちはいったん体が悪くなると坂道を転がり落ちるように体を弱らせていきます。

逆に自分の財産を自分でしっかりと管理し、簡単に誰かにものをあげたり、譲ったりしない人は、予測を大幅に超えて長生きします。

お金に対して執着度の高い人とは、よく言えば自分のものと他人のものの線引きがきっちりできている人、悪く言えば〝ケチな人〟です。

気前がいい人は早く逝き、お金やモノに執着する人ほど病気になってもそこから粘る。お金やモノに対する執着心が命への執着にも繋がっているのかもしれませんが、執着度の高い人がなぜ延命するのかは、医学的には分かりません。ただ、私の四〇年に及ぶ臨床経験では、そういう傾向がはっきりと出ているのです。

日本ではお金に対しての執着心を見せると、「がめつい人だな」と思われてしまうようなところがあります。

でも、私の臨床経験から言えば、〝金にこだわる〟人ほど長生きしています。「あとわずかの命です」となったときに命を手放さないためには、お金やモノにもある程度の執着心は持っておくほうがいいのです。

だから私はお年寄りの患者さんに「お金にこだわってください」とは言いませんが、「急に気前よくなったらダメですよ。ある程度の執着は持ってください」と言うようにしています。

さも常識であるように世間が言っていることを、むやみに信用してはいけません。死ぬ前に財産を贈与したり、どこかに寄付をしたり、あるいは家をつくり直したり、そういったことに資産を使わず、死ぬ瞬間まで自分で持っていればいい。その執着心こそが、一度ダメになったところから立ち直るためのいちばんの特効薬なのです。

虚証の体質に合わせた上手な生き方――四人のケース

ここで、私が実際に診た虚証タイプの患者さんで、自分の体質をふまえた上手な生き方をしている方をご紹介しましょう。自分の体質傾向を自覚し、それに見合った仕事や生き方を選択すれば、とてもいい人生を送れることがご理解いただけると思います。

■ケース1　三二歳　男性　薬剤師

生まれつき脊髄に障害を持っていた彼は、物心ついたころから病院生活を送っていました。大きな障害を抱えると体は虚証寄りの体質になります。

入院期間も長く、大きな手術だけでも三回、小さな手術を加えると、幼児期の半分は病院で過ごしたようなものでした。同年代の友達と走り回って遊ぶことも適《かな》わず、後に彼はその病院生活がトラウマになったと語ります。幸い手術は成功しましたが、彼の背中は外から見て分かるほど曲がってしまい、そのために小学校では陰湿ないじめを受けてしまいます。中学校では不登校になってしまい、引きこもり生活を送っていました。かろうじて高校には進学しましたが、やはり不登校になり、閉ざした部屋でゲームに没頭する毎日を送っていました。ゲームばかりで体を動かさず、お菓子を食べる……。そんな毎日を送っていたために次第に体重も増えて、気付いたときには一二〇キロをオーバーする肥満体になってしまいました。それが引きこもりに拍車をかけて、さらに体重が増加するという悪循環に陥りました。

そんな彼を変えたきっかけは、なんとパソコンの世界でした。お互いの不幸な境遇を語り合うチャットルームで、いろいろな人と話すようになり、他の人の話を聞くうちに、なるほど自分は身体的にはハンディがあるが、精神的にはそれほど不幸ではなかった、むしろ家庭的には恵まれているほうではないのかと思ったそうです。また、オフ会にも参加して友人ができてくると、自分がゲームの世界しか知らず、話題にも乏しいことに気がつきました。中学、高校ともに不登校で同世代の友達と会話することもなく、またほとんど授業も受けていないため偏った知識しか身につかなかったのは当然です。

彼は一念発起して勉強をし直す決意をし、私のところに相談にやってきました。私は彼に何をしたいのかと聞きました。すると、医療関係に進みたい、できれば薬剤師を目指したいと言うのです。そこで、私は、健康を指導する職業に就きたいのならば、まず自分の健康管理のためにダイエットをしながら受験勉強をしなさいと言いました。虚証タイプで肥満の人は実証よりダイエットが難しいのです。

すると彼は、私の指示通りきちんと生活習慣と食事を変え、一年足らずで六〇キロ台まで体重を落としたのです。私は彼の本気を感じました。そして猛勉強のすえ、二六歳のときに何とか地方の薬科大学に合格したのです。その後、国家試験にもストレートで合格しました。健康管理も忘れず、体重もリバウンドしませんでした。

彼の人生は、二五歳から右肩上がりに上昇しました。大学受験の標準年齢が一八歳ということを考えれば二五歳から大学を目指すことは失敗組になるかもしれません。しかし、彼は遅れたなりに、自分の人生を一生懸命生き始めたのです。こういうタイプの人は、往々にして他の人から遅れた分を取り戻そうと焦ってしまうと、また失敗を繰り返してしまいます。

あくまで自分のペースを守り、コツコツ進むのが大切です。私は、常々彼にこう言っていいます。あなたはまだ若いのだから、自分の健康管理をしっかりして他の人より遅れた分は長生きで取り返せばいい。薬剤師という国家資格は一生使えるから、他の人よりも一〇年長い現役生活を送ればよい。遅れたなりでスタートして、人並みにがんばることができればよいのだと、私はいつも励ましの言葉をかけています。

■ケース2　八五歳　女性　不動産業社長

典型的な大器晩成型の虚証の方がいます。彼女は体も細く、虚弱で、典型的な虚証です。彼女の両親も体が弱かったようで、一人娘の彼女は非常に大事にされて育ったそうです。幼いころから体が弱かったため、普通の会社に就職することは無理だろうと諦めて、大学で助手兼秘書をしていました。その職場は基本的には朝の九時から夕方の五時までという規則正しい勤務時間でした。虚証には規則正しい生活が合うので、彼女にはうってつけでした。

しかし彼女が三五歳のとき、ご両親が相次いで急逝してしまいます。彼女のお父さんは小さな不動産屋さんをしていたので、大学の仕事を辞めて、急遽《きゅうきょ》家業を継ぐことになりました。彼女自身は不動産業ではまったくの素人です。そのため強いストレスが重なって体を壊してしまい、私のところに相談に来ました。

不動産の売買にかかわる仕事は扱う金額も大きく、非常に気力と体力、スタミナが必要です。当時は女性というだけで馬鹿にされ、おまけにまだ素人に近い状態ですから、一度騙されてしまうと大きな赤字を出してしまいます。

私は虚証の人に過労は禁物であることを話し、不動産業も体質に合う事業展開を行うようにアドバイスしました。そこで、彼女は土地や建物の取引から手をひき、賃貸だけを扱うことにしました。虚証はきめ細かい心配りが得意です。賃貸ならば、その特性を有意義に活用できると考えたのです。

そこで彼女が目をつけたのが外国人向けの賃貸物件でした。賃貸の仕事を扱うなかで、日本に滞在している外国人が住むところに困っているという現状を幾度となく目にしたそうです。海外では、仕事で訪れたビジネスマンが一年ほどの短期滞在の際に契約するマンションには家具が付いているのが当たり前です。しかし、当時の日本にはまだそのようなシステムがありませんでした。

そうやって始めたところ、彼女のきめ細やかな心遣いとニーズにあった物件提供が好評を博し、業績はどんどん伸びて今では業界有数の会社にまで成長しました。おもしろいことに、彼女の会社の社員には女性が多いのですが、とくに虚証体質の人が多いのです。自分とテンポが合った人を採用していくうちに、きめ細やかなサービスを提供できる虚証が集まったのでしょう。彼女はすでに八〇代半ばになりましたが、いつ会っても五〇代にしか見えません。虚証の人は、自分に合った無理のないペースを保った生活を送っていると、驚くほど歳をとらないことが多いのです。

■ケース3　六一歳　男性　コンサルタント業

私の友人の例を紹介しましょう。無理な勉強のできない虚証にもかかわらず成績の良い人は、本当にずば抜けて能力のある人ということです。彼は根から勉強が好きな人でもあります。ある地方の国立大学を卒業したのですが、まだ勉強したりないと別の大学の大学院に入り直しました。そして資格も得た彼は、ある製薬メーカーに勤めました。能力を見込まれてすぐに重要な仕事を任されましたが、残念なことに激務に体力がついていきません。わずか二、三年で体調を崩してしまい、辞めざるをえなくなってしまいました。

体力が続かないという理由で仕事を辞めなくてはいけなかったことは本人にとって大きな挫折であり、とても悔しい思いをしたと思います。その後、自分の体力に見合った仕事ができそうな化学薬品メーカーに転職し、主に研究的な業務に携わりました。このころは自分の体力に合って、ハッピーだったのですが、社内の都合で海外支社に転属になりました。そこでも重要なポストを任されましたが、日本との往復やらでやはり体力が持ちません。

そうしたことから五〇歳で会社を辞め、これまでの経験を活かして自らコンサルタント会社を興すことにしました。自分のペースで仕事ができるようになったことで、体力的にも余裕ができるようになり、のびのびと仕事を楽しみながら、大いに活躍しています。

■ケース4　九〇歳　男性　大学教師

彼は戦前の時代の人です。成績が優秀だったため、医師になるために医専に入りましたが、入学してすぐに結核を患い、サナトリウムで療養することになってしまいました。療養中に戦争も終わったのですが、今度は終戦の混乱期のため医学部に通っている場合ではなくなってしまいました。

しかし、大学は卒業しておいたほうがよいと判断し、体力的に負担の少ないある大学の文学部を卒業しました。ところが適当な就職先がなく、小学校の代用教員になりました。時代はベビーブームまっただ中で、教師の需要が高かったのです。彼は教員資格を持っていませんでしたが、当時は代用教員として勤めている間に一定の研修を受ければ教員資格をとれる時代でした。それを利用して正式に教員になったのですが、それも大学を卒業して一〇年近く経ったころでした。

そして、定時制（夜間高校）の教員として働きつつ、空いた昼間の時間には好きだった古典文学の解釈本を何冊も書くなど、コツコツ自分なりの勉強と研究を積み重ねていました。そうするうちに彼が著した研究書が非常に高い評価を得て、ついに彼は出身大学に呼び戻されます。文学は実力と業績の世界ですから、とんとん拍子に出世して、最後は文学部の主任教授にまで登りつめました。虚証の人はこのように自分のペースでできる研究職に非常に向いています。現在、九〇歳ですが、今でもお元気で活躍されています。

年金に頼らない老後を設計する

かつて、今ほど平均寿命が長くなかったころは、五〇歳といえば人生の終盤にあたる年齢でした。

しかし、本書でも述べてきたように、これからの時代は五〇代から第二の人生が始まります。人生のとらえ方が昔と今では、根本からまったく異なっています。

また、昔は「六〇歳を過ぎれば年金生活で安泰」だったかもしれませんが、みなさんご存じのように、年金だけでは生活できない時代がやってきます。

これからは長い老後を生きていくための体力、健康と、さらに年金に頼らずともやっていける経済力が必要です。それがなければ、人生の後半で花を咲かせることはできません。

年金がダメになったとしても、あるいは預金している銀行が破綻したとしても、自分の身は自分で守らなければならない。私は四〇代のころからそう思っていたので、いろんな対策を立ててきました。

自分の身は自分で守る。自分の家族も自分で守る。そのために私は今まであらゆる手段を講じてきました。

結婚をせず、ひとりで暮らしている人も、家庭を持っている人も、これからの時代は長い老後を考えて、何パターンかのプランを立てておかなければならないでしょう。年金だけで生活ができるような時代は、もう終わったのです。

こういった長期的な戦略を立てるのは虚証タイプのもっとも得意とするところでもあり

ます。実証タイプは短期的な戦略を立てる術《すべ》には長けていますが、長期的なプランを練るのは苦手です。

しかし、だからといって実証タイプの人が自分の人生に悲観的になる必要はまったくありません。体質を中庸に近づけつつ、虚証タイプの見習うべき点を自分の中に取り込んでいけばいいのです。

おわりに

私は日本薬科大学の学長を務める傍らで、「百済《ひゃくさい》診療所」の院長を兼任し、週三日ほど漢方治療を行っています。診療所を訪れる患者さんには、実証、虚証、いろんな体質の人がいます。

仕事がうまくいかなかったり、あるいは、成績が思うように伸びず、コンプレックスが強くなって人生を悲観し、引きこもりのような状態となり、私の診療所を訪れる人も少なくありません。そういう人は本文で述べてきた虚証傾向の強い人たちです。

本書はそんな虚証の人たちへのエールを込めてつくりました。現代の日本社会には昔と違って虚証の人でも大成できるチャンスがゴロゴロと転がっています。だからこそ「人生の後半に挽回するやり方はいくらでもある」ということを知ってほしかったのです。

人生からドロップアウトしそうな虚証の人たちに共通しているのは、「自分が今、社会の中のどの辺にいるのかが分からない」という点です。

実証の人たちは、だいたい自分がどの辺にいるのか、何番目くらいかというのが見えています。本書でも述べましたが、今の社会は〝実証型〟の社会ですから、トップにいるのはほとんどが実証の人たちであり、彼らには自分の立ち位置が見えています。

しかし、トップをいつも見上げている虚証の人たちにはそれが見えません。だからこそ、虚証の人たちはともすれば混沌《こんとん》とした闇の中で苦しむことになってしまうのです。

本書では私が臨床経験から得てきた「虚証の人たちが自分らしい生き方を見出すコツ」をいろいろと記しました。

人生も、仕事（事業）も同じですが、〝花を咲かせる〟ためには〝人・金・物〟の三要素にプラスして〝時間〟が重要になってきます。

仕事においての〝時間〟とは「時間をどう有効に使うか」ということになりますが、こと人生においては、〝時間〟はイコール〝年齢〟であるという考え方が大切です。

〝太く短く〟の実証の生きざまと、〝細く長く〟の虚証の生きざまとでは、必然的に〝時間＝年齢〟のとらえ方が変わってきます。

実証の人であれば、人生の後半にもうひと花咲かせるためには、「〝太く短く〟の概念からの脱却」が必要でしょうし、虚証の人は〝細く長く〟の人生の中で、「後半を充実させるためにいかに力を蓄えておくか」が重要になってきます。

一〇〇メートルを走る短距離の選手がマラソンを走れば死ぬこともあります。しかし、反対にマラソンの選手が一〇〇メートルを走れば、人より遅れることはあっても死ぬことはありません。長距離型の虚証の人は焦りや不安を不必要に抱くことなく、マイペースでやっていけばいいのです。

今の会社で目立った成績が残せていなくても、その人は決して〝ダメ人間〟ではありません。

今の仕事は自分に合っているのか。競争すべき種目を間違って選んでいないか。等身大の自分を見つめることで、今まで見えなかったいろんなことが見えてくるはずです。

つまり、等身大の自分を見つめ、理解することこそ、暗闇から浮上するための大きなカギとなってくるのです。

あらゆる生物に共通している法則は、「未分化の期間が長ければ長いほど大成する」ということです。逆に若くして固定化してしまうと大成できない。これは自然の摂理と言ってもいいかもしれません。

人間ももちろん例外ではありません。進路がなかなか決まらない、いつまでも定職に就かない、そんな人ほど大成する可能性を秘めているとも言えるのです。

虚証の人は実証に比べて未分化の期間が長い傾向にあります。そこで求められるのが人生をトータルでとらえる長期的な視点であり、人生設計なのです。実証の人と自分を比べて人生を悲観したり、落胆したりする必要はまったくありません。

本書を読んで一人でも多くの方が人生の後半に花を開かせることができれば、これに勝る喜びはありません。

丁宗鐵

二〇一三年七月

構成／髙木真明、萩原晴一郎
図版／クリエイティブメッセンジャー

丁宗鐵（てい むねてつ）

一九四七年、東京都生まれ。医学博士。日本薬科大学学長。東京女子医科大学特任教授。日本未病システム学会幹事理事。百済診療所院長。横浜市立大学医学部大学院修了後、北里研究所に入所。同研究所東洋医学総合研究所診療医長、研究部門長、東京大学医学部生体防御機能学講座助教授を歴任。『図解 東洋医学のしくみと治療法がわかる本』（ナツメ社）、『医者を信じると病気になる』（講談社プラスアルファ新書）等著書多数。

名医《めいい》が伝《つた》える漢方《かんぽう》の知恵《ちえ》

集英社新書〇六九九I

二〇一三年七月二二日 第一刷発行
二〇二〇年一月一一日 第四刷発行

著者……丁宗鐵《ていむねてつ》
発行者……茨木政彦
発行所……株式会社集英社
東京都千代田区一ツ橋二-五-一〇 郵便番号一〇一-八〇五〇
電話 〇三-三二三〇-六三九一（編集部）
〇三-三二三〇-六〇八〇（読者係）
〇三-三二三〇-六三九三（販売部）書店専用

装幀……原 研哉
印刷所……大日本印刷株式会社 凸版印刷株式会社
製本所……ナショナル製本協同組合

定価はカバーに表示してあります。

ISBN 978-4-08-720699-9 C0247

Printed in Japan